知心·相伴

企业心理教练实践案例

广东电网公司心理健康协会　组编

策划人：王德鸿

主　编：杨志欣

副主编：王泳滟

编写人员：陈芊欣　周洁　程睿智　曾冶湘　吴宜霖　王宇　熊超琳

SPM 南方出版传媒

广东科技出版社｜全国优秀出版社

·广州·

图书在版编目（CIP）数据

知心·相伴：企业心理教练实践案例 / 杨志欣主编 . —广州：广东科技出版社，2020.9（2022.5 重印）

ISBN 978 - 7 - 5359 - 7477 - 8

Ⅰ．①知…　Ⅱ．①杨…　Ⅲ．①职工 — 心理健康 — 案例

Ⅳ．① R395.6

中国版本图书馆 CIP 数据核字（2020）第 093305 号

知心·相伴——企业心理教练实践案例

ZHIXIN·XIANGBAN——QIYE XINLI JIAOLIAN SHIJIAN ANLI

出　版　人：朱文清
责任编辑：招海萍
责任校对：陈　静
责任印制：彭海波
出版发行：广东科技出版社
　　　　　（广州市环市东路水荫路11号　邮政编码：510075）
销售热线：020-37607413
http://www.gdstp.com.cn
E-mail: gdkjbw@nfcb.com.cn
经　　销：广东新华发行集团股份有限公司
印　　刷：广州市东盛彩印有限公司
　　　　　（广州市增城区新塘镇太平洋工业区十路2号　邮政编码：510700）
规　　格：787 mm×1092mm　1/16　印张10.25　字数180千
版　　次：2020年9月第1版
　　　　　2022年5月第2次印刷
定　　价：89.00元

　　我对广东电网人的认知源于2018年的春天，那时正值央企首个心理健康协会——广东电网公司心理健康协会成立，我受邀前去讲课。通过一周的相处，我看到了这是一支富有朝气、勇于担当、专业性强的心理健康团队。临走时，广东电网公司心协杨志欣会长和我聊天，说希望以后能做一本企业的心理教练案例集，我听后十分赞同，但也深知做一本这样的案例集并非易事。没想到，2020年的春天，这本书如约而至了。

　　疫情期间，我在家中细读了广东电网这本即将面世的案例集，可以说这本书给了我很多惊喜与思考。书共分为：抗击新型冠状病毒肺炎疫情、组织管理、员工成长和家庭协调四个篇章，里面54个案例全部来自广东电网公司心协会员，案例中科学、恰当地运用了"心理教练"技术，同时也为咨询者做了很好的隐私保护处理，体现了广东电网人对社会的关注、对企业的归属、对人性的尊重。

　　一位在武汉上学的外地大学生咨询者说："老师，我想听到你说一句我不是从武汉逃出来的！"她用了"逃"这个字，说明肯定承受了外界的很大压力。"我真的好心疼这个小姑娘，她居然背负了这么大的心理压力，而我居然没能一开始就觉察到她的内心，我甚至差一点就错过了给她安慰的机会，我真的好惭愧！"这位心理教练在后面总结时，对自己的工作做了公正的"自我点评"。

一位内部安监部员工的苦恼是"监管工作，不就是为了保障员工的工作安全，为何一定要做出处罚呢?"，显然他的困惑是为了企业和谐发展、员工快乐工作。"……对于实现员工的自我管理，你有什么好的提议吗? ……这样做也许是一种好的方法"，心理教练吕书记通过这种鼓励引导，让员工自己找到了解决方式。

一位青年员工觉得"小小的事情都做不好，领导不重视我了"，这是很多青年朋友在成长道路上都会遇到的情况。心理教练何科长及时发现苗头，通过建立亲和："感觉你瘦了很多呀，工作上很辛苦吗?"主动和青年员工拉近距离消除隔阂，再通过逐步引导使其看到工作中有价值的时刻，凝聚正性力量，增强其自我认同感，帮助他建立了信心。这是个很有代表性的案例，对帮助青年员工成长成才十分有作用。

我很享受沉浸在这本书中的感觉，眼前浮现着一幕幕真实的故事和一句句有趣的对答，我有时不禁会笑出声，有时也会陷入深思，我愈发觉得这些案例太珍贵了，他不仅能为其他企业的心理健康工作提供可贵的经验参考，同时对于新时期央企心理健康工作的开展，也极具研究价值，这绝对是"全国最好、世界一流"企业应该具有的优秀团队素质! 我十分期待再次去广州，看看英雄的木棉花，和这些同行们聊聊书里背后的故事……

史占彪　教授、博士
中国科学院心理研究所"心理教练—合作父母"首席专家
中国心理学会、中科院心理所"抗击疫情安心行动"秘书长

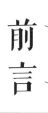

前言

　　广东电网公司心理健康协会一直以维护员工身心健康、提升员工幸福感为重要工作目标,积极实施员工帮助计划(EAP),力求将人文关怀植入企业文化,融入公司经营管理的各个方面。新时代,广东电网进入大力推动高质量发展,全面建成全国最好世界一流省网企业的关键时期,公司向智能电网运营商、能源产业价值链整合商、能源生态系统服务商转型。外部环境的不确定性,使得个体的心理、思维、认知发生巨大变化,企业员工的心理状态呈现多样化、复杂化的特点,因此加强思想政治建设,深入实施员工心理关怀势在必行。心理健康协会在原有的员工帮助计划基础上,积极探索新理论新方法,创新员工关怀方案,将心理教练技术植入其中,在传统心理健康服务的基础上,拓宽服务范围,深化服务内容,为公司经营发展提供精神动力和人才支持,做到为改革助力,为发展赋能,以更好地应对新时代企业变革和员工成长的挑战。

　　广东电网公司结合员工帮助计划的实践经验,开展基于心理教练管理模式的员工帮助应用研究,针对当前员工帮助计划工作中存在的痛点问题,寻求心理教练角度的解决之道,从而为员工帮助计划突破创新。

　　公司基于员工帮助计划的工作基础,以"需求扫描—构筑体系—研发工具—培育队伍—品牌传播"的工作思路,将心理教练管理模式和方法技术植入到公司EAP体系中，开展"EAP+心理教练"的创新探索：

1. 全面扫描，明确需求

以问题为导向，明确内部需求，是进行"EAP+心理教练"创新探索的首要任务，需要在系统分析EAP现状特点和潜在问题的基础上，学习心理教练管理实践经验，找准心理教练技术和管理模式融入的核心要素，明确工作方向。为此，我们开展了EAP提升需求诊断。采用深度访谈的方法深入了解广东电网公司各级管理人员和业务专家、员工代表的意见与建议，以承接公司战略，提升工作效能，强化业务能力为导向，自上而下明确EAP的改进机会和优化方向，为心理教练管理模式和方法技术的植入提供依据。同时，从管理标准上了解广东电网EAP整体工作的管理基础。通过对工作制度、工作流程、管理规章、沟通机制、队伍培养等管理资料进行充分的资料研读与分析，自下而上摸清业务发展现状，深入了解EAP业务管理基础，摸清内外部资源和能力现状，定位EAP存在的问题及问题成因，明确心理教练管理模式植入的工作方向。

2. 系统谋划，构筑体系

基于广东电网公司EAP资源能力现状，心理健康协会系统谋划了企业心理教练的管理模式，完善"顶层设计"。通过统一工作理念、升级工作方法，明确了EAP工作自主自助的理念。通过构筑管理运营体系明确了"上有顶层设计，中有执行指导，下有基层首创"的基本范式。从企业心理教练管理制度、流程制度、队伍培养、成效评估等维度进行了管理机制的设计，为企业心理教练的运营管理提供机制保障。

3. 研发工具，强化支持

植入企业心理教练技术，形成管理工具包，开发心理教练管理模式的配套管理工具，力求实现心理教练的规范化实施。建立成长工具库，围绕心理教练队伍持续发展成长的核心目标，根据心理教练的胜任特征模型，描绘心理教练的学习地图，动态跟踪心理教练的培养路径，以支持心理教练快速掌握教练技术方法，在教练活动中规范有效地运用相应技术。

4. 培育队伍，再造活力

结合EAP发展升级需要和心理教练的工作特点，优化与心理教练工作部署适配的人员配比，建成"结构合理、专业过硬、开拓创新"的人才队伍。加强对建立亲和、厘清目标、形成策略、积极引导、交互反馈等教练技术的培训，提升心理教练专业技能，通过联合中科院心理研究所开展专业培训和认证，目前，公司配备督导心理教练10名，专业心理教练10名，应用心理教练40名，注册心理教练41名，形成了完整的心理教练人才梯队。心理教练针对成长关怀、心理辅导、绩效提升、文化宣贯等核心需求，扎实教练专业知识，结合业务工作自主开展课题研究、技术支援、管理创新和知识分享。公司心理教练队伍开展新形势下各类心理健康辅导技术研究课题，建设了具有电网特色的"心理测量评价大数据平台、心理健康安全预控平台、心理健康辅导培训平台"等多个心理健康研究平台，承担省部级（南方电网）科技项目3项，获科技奖励2项，其中，部级科技奖三等奖1项，全国电力职工技术成果奖一等奖1项。

5. 深度融入，服务优化

依托心理教练队伍，探索"教练＋安全""教练＋营销""教练＋党建""教练＋管理"等融合式服务模式，结合内外部专业资源开展心理教练辅导活动，切实推动EAP与生产经营深度融合，发挥EAP对公司改革发展的支持作用。

外部，派员参与共青团广东省委12355青少年综合服务平台志愿者活动，累计170人次，服务时长达1276小时，形成心理咨询案例1056例；制订《知心姐姐志愿服务队参与扶贫攻坚工作方案》，选派志愿者为扶贫点孤寡老人服务。

内部，通过"幸福大篷车"的方式，以"走传谈"活动为载体，围绕"安全生产""压力管理""职业发展""组织管理"等主题，开展了心理健康与安全生产测评、培训、团辅、安全生产访谈、心理咨询等心理教练服务，把组织关怀和人文关爱送到一线。

6. 品牌传播，成效拓展

以新媒体技术和运营为抓手，依托立体化、多样性传播手段，立足"心赫兹"工作品牌、"知心姐姐"团队品牌、"幸福大篷车"、"走传谈"活动品牌基础，形成由工作品牌、团队品牌、活动品牌构成的品牌体系，建立理念识别系统和视觉识别系统。在公司系统、中央企业和社会各界扩大品牌影响力。从平面宣传、立体感知的维度，以"标识外展、媒体造势、平面宣传、仪式活动、阵地建设、案例故事"等六种方式，建立起EAP品牌传播载体体系，结合EAP具体实施内容和目的，分阶段、有系统地应用。

基于心理教练模式的员工辅导研究和探索，广东电网顺利搭建了心理教练的运营体系，培育了一支企业心理教练队伍，形成了一套支持性的教练技术和工具库。目前，广东电网公司下属各级单位的心理教练，紧密围绕员工在日常工作、生活中的切实需求开展教练活动，积极开展心理教练的实践探索，累积了丰富的实践案例。我们对这些案例编辑成册，借以总结经验提升水平，书中的人物均做化名处理，如有雷同，纯属巧合。由于时间仓促，本书的编著肯定有不当之处，敬请读者指正并提宝贵修改意见。

目录
/ Content /

一

抗击新型冠状
病毒肺炎疫情篇

1. 我不是从武汉逃出来的

案例背景

2020年1月，武汉新型冠状病毒肺炎疫情暴发，为避免疫情向全国蔓延，1月23日，具有1400多万人口的武汉市实施自新中国成立以来的首次全面封城。全国人民基本都处于居家隔离状态，公司心理服务者们很快就组织队伍，在这特殊时期为大家提供心理援助。

教练过程

下文中"我"是心理教练，"她"是来访者。

我接到她电话的时候是下午的五点左右，小姑娘在电话那头极其低落地说：老师，我快崩溃了……

我尽量用稳定而平和的语气问她：遇到什么事了？

她：我在武汉读大学，是在读的研究生，14号学校放假就回到了老家，当时武汉还没有封城，我就是正常放假回家了。

我：嗯。

这时候的我并没有读出她语言后面的诉求，她其实很在意的是"我就是正常放假回家了"吧。

她：回来后就很多的人上门来核实我的信息，一拨又一拨，他们来了很多次，而且他们都对我的所有信息了如指掌……。

她可能有强烈的裸奔的感觉，因为上门的那些人不管是市里的、县里的还是镇里的，都对她所有的身份信息如数家珍。我以为她对这件事很介意，就急忙安慰她，上门做工作的政府工作人员一定都是通过合法的途径得知这些信息的，他们不过是要核实你从武汉回来以及接触过谁和隔离的情况。

她：我知道。但他们来的人太多了，次数也太多了！还一天两次测体温，这些信息还要公开到我家门外的墙上，家里人的也要公开。我一开始也挺理解他们的，也觉得他们很辛苦，还对他们的工作表示过理解以及感谢。可是后来就越来越不耐烦了！再后来有人来我就赶紧躲到屋子里去，不想见他们，而且感觉到心情非常的不耐烦，甚至是愤怒……

我再一次忽略了她的话，说真的，我觉得自己不是一个好的咨询师，我依然没能从她的这段话中明白她的感受。

我：嗯，他们可能都分属不同的机构和组织，可能也都有各自的任务需要完成……

我试图让她可以理解，有那么多人去找她的事是一件正常而合理的情况。

她：我知道。可我就是很难受。

我：听起来你的情绪非常低落，除了这件事让你感到难过，还有别的事吗？

她讲自己已经过了 14 天的隔离期，却还是不能走出家门；男朋友没有离开武汉，现在还困在疫区，而且出现身体的不适，幸亏她妈妈是学医的，远程指导男朋友买药调理身体。有一天男朋友曾经悲观地和她说，如果我死在了这里，可能好些天都不会被人发现……

说到这里小姑娘的声音里带了些许哭腔，我能理解她分隔两地对恋人揪心的思念和担心。我尽可能和她共情，对她的一切感受给予理解和支持。

但我也知道自己能做的非常有限，除了此时此刻的陪伴……

我：你这些天实在是过得太不容易了！那么在这么多天里，有没有哪几天是你觉得心情稍微好一点的呢？

我试图以例外询问，让她找到和发现近段时间生活里为数不多的阳光。

她：也有，有几天我追剧，感觉就好过一些。

毕竟是小姑娘，追追偶像剧，内心就能得到很大的慰藉。

我：哦，追剧会好过一些，那还有吗？

她：没有了。这几天也不想追剧了，做什么都没有意思，什么都不想干……在家里待了十多天，我都快长毛了。

我也心有戚戚焉，是啊，大家都在家里宅了好多天了，确实滋味并不好受，而她可能比我们还要难过，因为还有那么多人在监测着她的一举一动。

我：嗯，我特别能理解你的感受！那么，你为了能让自己好起来，做过哪些尝试吗？

她：没有，不知道可以做什么，也不想动。

看来她目前的心理能量确实非常低，急需我赋能。

我：你每天都和男朋友通电话吗？

她：是的，每天都会通电话。

看起来他们的感情非常好。

我：哦，那么你们通电话聊天的时候，你的心情会好一点吗？

她：会好一点。

我：你看啊，你现在是你男朋友最大的支持，他在武汉，处境比你更加难，你要乐观一些才能更好地支持你男朋友，对不对？你男朋友得到了你和妈妈的帮助，对他来说多么重要，是不是？我觉得你做得真的非常好了！

她：嗯！是的！

她的语气听起来好了不少，可能也觉得自己不能垮下去吧，男朋友还需要她呢！

随后我又用了刻度尺问句，确定她的情绪问题具体有多么严重，并帮助她找到提升情绪的一些具体方法，用了奇迹问句，启发她如果能让生活感觉到非常有意义，是哪些人和事可以带给她的……最后还要到了她的承诺，她说自己会去尝试哪些她梳理出来的办法，让自己的生活过得更好。

时间很快过去了近30分钟，离我们要结束的时间只有几分钟了，我照例问了她：还有最后的几分钟，你还有什么最想对我说的吗？

她：老师，我想听到你说一句我不是从武汉逃出来的！

我的心剧烈地跳了一下！小姑娘的痛点在这里！而我差不多就给忽略过去了，实在太不应该了，所幸最后的时刻我给了她一个空间，她终于可以有机会把自己打开了。

我：你当然不是逃出来的，你是学校正常放假回家的，你没有给任何人增添麻烦，你更没有刻意违反什么。你不但没有任何的过错，你还做了所有你能做到的，比如很好地配合政府的工作人员完成任务，给予父母家人支持，给予男朋友支持，哪怕现在过了隔离期，你也没有外出，依然坚守在家里，你就像一名战士一样，很好地坚守了自己的阵地。现在全国人民每一个人都是战士，我们都在为对抗疫情做出自己的努力，而你已经做得非常非常好了！

听了我说这些，电话那头的她传过来的声音明显哽咽了……

其实，她太需要别人的理解了，这些天以来，她感受了太多可能已经给别人添了麻烦的压力，感受到了别人的嫌弃（无论正确与否，这是她的感受），她在心底已经无数次的呐喊：我不是从武汉逃出来的！我不是逃兵，我没有故意抛弃那个城！我不是病毒的扩散源……

我真的好心疼这个小姑娘，她居然背负了这么大的心理压力，而我居然没能一开始就觉察到她的内心，我甚至差一点就错过了给她安慰的机会，我真的好惭愧！

她很慷慨地对我的咨询表达了满满的谢意，虽然我受之有愧，但听到她明显开朗起来的声音，我的心情也轻松了好多。

窗外，依然空无一人，清冷一如往日，但我突然觉得有无数颗心其实是紧紧贴在一起的，我心头暖暖的，并不孤独。

案例点评

心理教练是什么？有人认为它像灯塔，为处于危机中的心照亮前行的路，使之从混乱到有序；有人认为它像如一股清泉，给干涸的内心灌注清醇的力量，让麻木的灵魂趋于清醒。在我看来，心理教练更像心灵的按摩师，能在你疲惫、痛苦的心上轻轻摩挲一下，或者使点力地按揉一下……在你疲惫不堪的这一刻陪伴你，在你恢复体力的时候目送你去你想去的远方。有时候求助者最需要的，只不过是心理教练一句肯定的话。

"老师，我想听到你说一句我不是从武汉逃出来的！"

2. 只有我自己能帮到我自己

案例背景

来访者是一位女士，20多岁，心理教练先尝试着介绍了线上心理援助的规则以及保密原则等，询问了她的基本情况，努力和她建立一个较好的连接，并询问她寻求援助的主要问题是什么。该女士去年10月离婚，孩子跟着前夫生活。由于这次新型冠状病毒肺炎疫情，她已经有一段时间没有见到孩子了，这对她的情绪影响很大。

教练过程

下文中"我"是心理教练，"她"是来访者。

我：你希望通过我们的谈话获得什么帮助？

她：我就是脾气非常暴躁，控制不住情绪，经常发脾气。

我：哦，你是说你最近感觉自己脾气暴躁，控制不住情绪，经常发脾气对吗？

她：嗯。

我：那么你脾气暴躁、易激惹、控制不住情绪，是对所有的人都这样，还是对特定的人呢？

她：并不是对所有的人。

我：对单位的同事怎么样？

她：在单位的同事面前挺好的，跟同事的相处还是不错。

我：哦，你是说比较容易发脾气的对象是家里人对吗？是你的父母等最亲近的人是吗？

她确认确实是在最亲近的人面前容易发脾气，我进一步和她确定这样的状况持续了多长时间，她说大概有几个月了。

我：具体是几个月了呢？

我必须尝试知道她症状发生的准确时间，也要确认一下她症状的严重程度。

她：有几个月了吧，是去年的10月份……

她对这个时间记得这么清楚，是这个时间发生了什么吗？我觉得有必要再追问清楚。

我：哦，你是说去年10月开始有这样的一个状况，那么，那个时间发生了什么事吗？

她沉默了几秒……"我离婚了。"她低沉地说。

我默默点了点头，离婚作为一个重大生活事件可能对她造成了不小的打击。

我：因为离婚这件事情，你在情绪方面是不是受到了一些困扰呢？

我尽量把自己的声音放得柔和，我也想把自己的心疼和惋惜传递给她。

她很快承认了，但她紧接着补充道：其实最主要的问题还是孩子。

我：哦，因为孩子判给了前夫吗？

她的声音明显急促了一些：是的，我现在见不到孩子，我很难过，我特别愧疚，我觉得对不起孩子……

我：你是说离婚以后，孩子判给了前夫，你见不到孩子，觉得特别的难过吗？

她：不是，我之前是随时可以见到的，想见就见，但现在因为疫情的关系，我见不到他。

我：哦，那之前你可以随时见到孩子的时候，情绪会好一些吗？会不会没有现在这样的容易发脾气、控制不住情绪呢？

我理解她目前由于疫情的影响，居家隔离，所以已经很久没见到孩子了，那么这几个礼拜以来呢，她的情绪困扰加重了。我尝试帮助她理解自己的情绪是怎么来的。

她：好像是这样的，情绪方面确实是这样。但我现在就觉得特别的愧疚，觉得对不起孩子，我每天晚上都睡不着，想很多的东西，特别难受……

我：嗯，我特别能理解你的感受，作为母亲确实很不容易啊，那你有没有尝试着怎么去调整一下目前自己的状态呢？

她：没有。

她说也发现自己最近这个情绪问题越来越难以控制，失眠的情况越来越严重，就想去看看医生，想去医院，但目前疫情这样一个特殊的时期，也不敢去医院。

我对她的想法给予了支持和肯定，同时指出能在线上寻找心理援助，也是她帮助自己的一种方式，我认为她对自己和家人是负责任的，对自己和家人都是有爱心的，她不愿意自己这样一个状态去影响家里人，也不愿意对自己这样一个状态放任不管、发展下去，还是在积极地自我拯救，是非常值得赞赏的。

她很有力地"嗯"了一下，表示同意。

同时我也注意到她刚才的表述，问题已经有变化了，从一开始诉说自己易激惹，控制不住情绪，喜欢发脾气，转到了自己对孩子的愧疚、担心和失眠的问题上。

我：我刚才听你说最近睡眠非常不好，入睡非常困难，然后每天早上会非常早醒过来，那么这个睡眠的困扰会不会也影响到你的情绪，使你在一些小事上容易发脾气，容易发火，易激惹，很难控制呢？

她：嗯，是这样的。

我对她的情况又梳理了一下，离婚、失去孩子的抚养权、最近有很长时间没有见到过孩子、失眠等，这些都是非常现实的一些问题，在现实的问题面前有情绪困扰，是非常正常啊，我们所有人如果在面临这样的一些生活重大事件的时候，也都会出现这样的一些情绪波动。我努力和她共情，对她的状态表示完全的理解，也正常化她目前出现的一些状况，力图使她能更好地接纳自己的状态而不至于过于焦虑。

然后我用了例外问句，询问有没有一些时候她的感觉会好一些？

她特别干脆地否认了：没有！我都非常难过！

我：是因为最近疫情影响见不到孩子吗？那有没有尝试视频或者打电话联系

孩子？能够联系到孩子吗？

她：可以视频，但视频使我更加难过了！

我有些不理解，为什么视频可以见到孩子，反而更加难过了呢？

她：我觉得孩子好可怜……

她的语气又低沉下去了。

"好可怜"？我心头升起疑问。

我尝试以一颗母亲的心和她共情……

我：你是不是很担心孩子吃得好不好、穿得暖不暖，身体怎么样？在视频里是不是能看到他一切都好呢？

她：是的，我是很担心孩子。视频里他看起来挺好的，玩得很开心，但除了担心这些，我主要是觉得他好可怜，我一想到这些我就好难过。

我再一次尝试理解她……

我：你是觉得离婚了，孩子判给了前夫，你和孩子以后就不是一家人了。孩子没有母亲了，没有母爱了，觉得自己不能时刻守着她，非常愧疚，觉得对不起孩子，是吗？

她：是的！他才有两岁，什么都也不懂，视频的时候还是玩得很开心，什么都不知道。我就觉得很难过，觉得孩子好可怜呐！晚上睡觉我就会胡思乱想，真的很难过……

我沉默了一会，决定换个方向。

我：我注意到你刚刚说自己晚上总是会"胡思乱想"，也就是说其实你也知道孩子在爷爷奶奶家还是挺好的，对吗？我曾经看到过一句话："其实并不是孩子离不开我们，而是我们离不开孩子"，你怎么看待这句话？

她：我知道。其实离婚以前和孩子在一起的时间也不多，他一直放在爷爷奶奶家带，一年当中也没有见过几次孩子，但那个时候的心理感受不一样，现在特别的难受。

我尝试着让她换个角度看问题……

我：如果能回到离婚以前，你会尝试做一些什么不一样的吗？

她：没有，我肯定会和他父亲离婚，离婚这件事我不后悔，再来一次，我也是这样选择。

我：哦，那么对于孩子的抚养权呢？

她：我要不到。

她很干脆地回答：就算我要，也要不到。

我：嗯，如果能回到过去，你依然会选择离婚，而且也还是要不到孩子抚养权。那么你还可以做点什么让自己感觉好过一点呢？

她：不知道，没有什么吧。孩子很可怜，我就是很难过。

对话好像有点陷入了僵局。

我：假如你明天就没有这么痛苦了，感觉好过一些了，你觉得是发生了什么不一样的事情呢？

我尝试用奇迹问句，希望能够帮助她找到缓解痛苦的一些方法。

她：没有，不可能有。

她陷在孩子好可怜、自己非常痛苦的思维里不肯走出来，对话已接近30分钟了，她需要在认知上做一个扭转，我再次努力让她看到积极面。

我：我注意到你一直说孩子很"可怜"，你很"愧疚"，如果能用另外的一个词来代替可怜和愧疚，你会选择什么不一样的词呢？

她再次否认：没有！我就是觉孩子可怜，我很愧疚。

我：嗯，我明白。我们已经聊了接近30分钟了，那么你觉得30分钟之前和现在相比，你有没有一点新的想法了？或者在我们的对话中你有没有一些收获了？这一次的谈话对你有什么帮助吗？

她：没有。我觉得对话对我没有帮助。

我沉默了两秒，说实话，她的回答在我意料之中。奇怪的是，这一次我并没有觉得挫败。

我：抱歉啊！这一次的对话没有能够帮到你。如果说我们的对话能够对你有一些帮助，你觉得我还能够多做一些什么呢？

她深深地吸了一口气后，然后用很坚定的语气和我说：其实没有任何人能够帮到我，只有我自己能帮到我，除非我想通了，我自己把这件事想通了才能帮到自己，如果我想不通的话，任何人都帮不到我！

我突然就觉得卸下了担子，我觉得我们已经来到了终点，这次通话的最后，她找到了自己的方法。

我：我真的非常开心能听到你这么说！确实是这样的，我们每个人都是自己生命的主人，我们每一个人都是解决自己问题的专家。

她：自己知道自己，求人不如求己啊。

她有恍然大悟的感觉。的确，当我们用不同的角度去看待这件事，用不同的态度去认知这件事情的时候，我们内心的想法是就会有不一样的变化。

我：其实这可能就是我们解决这件事情的一个开始了，也是一个最终解决方案，您说是吗？

"是的！"她的语气非常肯定，并充满了力量，她又一次重复说了一遍：没有人可以帮到我，除非我自己把这件事情想通！

这时候她的声音比刚刚打电话来的时候振奋了很多，她快速对我表达了感谢："谢谢！谢谢！"

她重复地说道：非常感谢你！我知道怎么做了！

在最后这一刻，她突然看见了曙光，知道自己要去向哪里了。

我作为心理教练已经陪伴重要的人去到了她想去的地方，我知道我的任务完成了，放下电话的那一刻，我的嘴角不由自主地扬了起来。

案例点评

心理工作者以助人为己任，当我们尽心尽力和来访者建立好亲和关系，诚心实意询问其咨询目标，全神贯注地做好倾听，充满好奇地提出问题，及时全面地给予反馈……最为重要的是，我们需要给予来访者心理支持，让其有力量去寻找自己的资源，解决自己的问题。这，就是所谓的全然相信。

3. 我怎么让我的公司活下去

案例背景

这个案例是距离武汉抗疫前线最近的一个案例，来访者是大型医疗后勤服务公司的管理者，其工作和武汉各大医院的运作息息相关。在新型冠状病毒肆虐的时期，困扰他、困扰他公司最大的问题是人员的招聘问题。招不到人，就不能保证公司顺利开展工作，不能保证公司更好地运营。

教练过程

下文中"我"是心理教练，"他"是来访者。

和对方联系上的时候是傍晚，刚刚吃过晚饭，也是和对方约好的咨询时间。我首先向他表达和转达了大家对他的敬意，并叮嘱他一定要注意安全！保重好身体！可是电话那头的他显然对这一份敬意和问候显得有点难为情。

他：不好意思，我并不是医生，我只是医疗后勤服务的管理者，是为医护人员和医院提供服务的后勤服务人员，我的公司和医院签约，为各大医院提供后勤、保洁等服务。

我敏锐地捕捉到他的敏感。

我：那您也是一线的英雄，你们的工作非常重要，医院的保洁工作非常重要，没有你们做好后勤的服务，医院也不能很好地运转。而且能在这样危险的时刻依然坚守这样的岗位也是非常的了不起，还是要向你们致敬！

他：谢谢！谢谢！

我再次对来访者本人以及他的团队表达了诚挚的敬意，并向来访者介绍了咨询伦理，以及保密原则。同时询问他希望在我们的对话以后得到什么帮助。

他：我管理的团队是为全武汉各大医院提供后勤保洁服务的公司，在目前疫情严重的情况下，公司有很多员工选择离开了岗位，不敢再回来干了。还有一些员工本人是愿意继续干下去，但是因为家人强烈反对而无法返回岗位。另外还有一些员工呢，是因为没有交通工具而无法继续回到岗位等（没有交通工具，他们需要走几个小时的路才能到达医院），目前能继续在岗位上工作的员工只有之前的一半，现在的工作只能勉强维持。

他语气低沉，能感觉到他心情非常沉重。

我：那么您希望我们的对话能对您有哪些帮助呢？

他：我想知道我怎么才能在疫情之后让我的公司活下去。

这听起来并不像一个咨询目标，"如何在疫情之后让他的公司活下去"，这已经超出了我的工作范围，我应该和他继续协商，以形成一个通过咨询可以达到的目标。

我：听起来你很担心疫情过后公司的生存状况，那么你觉得我们这次谈点什么对你会是有帮助的？

他：我也不知道。

我：为什么你会非常担心公司在疫情过后的发展呢？

他：因为这次的疫情，让很多人都很恐惧，大家会因为对这个病的惧怕而不愿意选择再干这一行，公司会招不到人，现在公司的运作就已经非常困难了，属于勉强维持。如果疫情之后再招不到人，公司将无法继续运作下去，我和同行们对公司的前途都感到很悲观。

我：嗯，我非常理解您的担心，那么最近您的情绪如何，饮食和睡眠情况怎么样呢?

我尝试着可以和他聊聊情绪方面的话题,因为心理援助的最主要目的是稳定来访者的情绪,做好倾听和陪伴工作。

可是他好像并不想和我聊有关情绪的问题,依然很执着地询问我:怎么才可以突破目前的难关?怎么才能让我的公司活下去呢?

我:听起来您特别担心公司的生存状况,其实您最担心的是您自己今后的职业发展呢,还是公司员工的生计?

他:都有吧,如果公司做不下去了,我不知道该怎么办?

他的声音听起来很焦虑和无助。

我:那你有没有用过什么方法招人呢?

他:当然有啊,但都不见效,招不到人。再这样下去,公司很难运作下去……

我:那么医院是否清楚你们的情况呢?他们给予什么帮助了吗?

他:医院知道啊,但他们才不管我们呢,对我们的服务只是会提出要求,不会帮助我们解决具体困难的。

我:所有的医院都这样吗,有没有好一点的?

他:也有,上中下的态度都有,当然好的比较少,很漠视的也少。医院也难啊!

我:嗯,是啊,医院现在也确实很忙的。工作量那么大,你看全国那么多医疗队都去支援了,说明人手非常紧缺的!

他:我知道。哎呀,难办啊!

他又在长长地叹气。

我试试让他设想最坏的情况。

我:那么,如果你们继续招不到人,会出现什么情况呢?

他:那就要中断这个项目了,公司就做不下去了。

我:你说的中断项目,就是医院会终止和你们的服务合同对吗?

他:是的。

我:那你们要是做不下去了,医院的后勤、保洁谁做啊,医院也会很麻烦的吧?

他:医院不会怎么样啊,之前也有同行因为维持不下去,主动退出了,医院都把自己的行政人员派出来搞后勤、保洁工作了。

那也很影响医院的正常工作吧?我很吃惊地问道。

他：是啊，所以后来有部队的官兵接管了后勤保障工作。

我：你向有关部门反映过吗？总有部门可以帮助你们协调吧？

他：没有！我们也反映了，但没有用！

我：那你们有没有大力宣传一下，让社会大众知道你们面临的难题呢？或者你们可以联系媒体，报道一下……

他：我们做过啊，也在公众号做过推文，但大家看了也就看了，没有什么反应。

我：正规的媒体呢？比如日报社？让他们采访一下，写一写保洁人员的辛苦嘛，他们也很可敬的，现在这么危险的时候，还坚守岗位，为医院的正常运转做着自己的贡献，非常的辛苦！非常的不容易！如果媒体可以写出感人的报道，公众会看见，也许就会有不一样？

他：没用的！

他听起来有些固执，在这之后的对话中，基本上对我给出的所有提议或者建议都给予了否定，不是说"没用"，就是说"不可能"。

无论我多么的用力帮他想办法、出主意，他的答案基本都是"没有办法"、"不行"！

此刻仿佛一切尝试都是徒劳。

看来我能想到的主意，他都已经想过了，就算没想过的主意，也是他感觉自己做不到的，或者是不想、不愿去做的。再这么继续聊下去，也是无用的！

我：看来你确实想了很多办法，也遇到了很多的困难，确实是非常不容易啊，那么在你如此不容易的情况下，你是怎么坚持下来的？你的同行也有撤出的，你不但没有撤出，还坚持到了今天，继续为医院提供良好的后勤服务，并且还在为以后的发展感到担忧和焦虑，在这么难的情况下是什么让你有这么大的动力坚持下去的？

他：没有办法啊，总是要生存吧？要想办法活下去啊。

他的语气里竟有了一丝自豪。

我：嗯，太不容易了。

接着我用了刻度尺问句具体了解了一下他的焦虑水平，他给出的分数是5分。

我：哦，是5分，那么您觉得做点什么可以让这焦虑的分数下降1分呢？

他：我觉得是能招到人吧，现在最大的问题就是招不到人啊！

哎！又绕回去了，看来现实的问题解决不了，他的焦虑是没有办法缓解的，而现实的问题就是目前他感觉到无论如何也解决不了的问题。

我还能做点什么呢？

说实话，我也不知道该怎么办了，但他会知道。

我：嗯，我非常理解你的感受，这确实是一个很棘手的难题。至少在现在看起来还找不到一个很好的解决办法。

他：是啊！难办！唉！

他又深深地叹了一口气。

我再一次尝试和他一起从死胡同中走出来。

我：我知道挺不容易的。那么最近您的情绪有没有受到这件事情的困扰呢？

他：情绪一般吧，还可以，没有受不了的情况。

看来解决情绪问题并不是他的主要诉求。

我：那么您觉得未来发生一些什么情况就会帮助您解决这样的一个难题呢？

他：不知道嘛！我也不知道会怎么样？

奇迹问句没有取得效果！在他看来这就是一件无论如何也没有解的结。

可是咨询时间已经到了，我虽用心用情也用力地想帮助他解决问题，看情况是失败了。

我：您看我们的咨询时间差不多了，您觉得今天的对话对您有帮助吗？在今天的对话中您有收获吗？

他：说实话没有实质的帮助，你对我们这个行业不了解，也给不了什么有用的建议。不过呢，能和你聊一聊，感觉心情还是轻松一些了，没有那么堵得慌了，这方面还是有一点用。

案例点评

心理教练应该是用心用情不用力。在这个案例中，心理教练刚开始时，已被"武汉前线""英雄"等光环的标签所影响，失去了内心的中正。心理教练非常希望能够帮助来访者解决问题，在那个当下，变得越来越用力，后来及时察觉，进行了调整。

心理教练在整个教练过程中既是来访者的陪伴者，也是来访者的支持者和引领者。心理教练过程，像来访者照镜子一样，让来访者更好地看到自己的问题，找到自己的资源、自己的方向和自己的路线。

什么是教练意识？教练状态？怎样陪伴来访者去到他想去的地方？

心理教练是以一个想法去邀请另一个想法，生成新的想法。本案例中来访者最后的评价是"你不了解我们这个行业"，看来，心理教练虽然给予了来访者足够的力量，但没有充分挖掘到来访者的资源。心理教练要相信来访者是解决自己问题的专家，而不是让来访者直接接纳自己的建议。

4. 牵挂家人却无法回去

案例背景

小赵是公司的一名经验丰富的老员工，在工作上兢兢业业，乐于与同事们分享交流，帮助新同事快速适应工作。同事们都称小赵为知心大姐姐，领导更是对她赞赏有加。小赵本来打算年前回一趟湖北老家，但因年底工作繁忙导致行程一再延后。没想到湖北突发疫情，新冠肺炎迅速蔓延，武汉封城，通往湖北其他城市的交通工具也陆续停运。小赵回不去湖北，心里时刻想念在老家的亲人，整天情绪低落，晚上经常失眠，工作上也开始有了懈怠。最近领导给小赵安排了收集疫情情况的任务，她在工作的时候忍不住哭了出来。领导得知事情后，邀请她进行一次教练式的谈话。

教练过程

马主任：小赵，最近身体怎么样？看起来气色不太好，得多注意休息。（建立亲和。）

小赵：谢谢马主任的关心。最近确实有点心烦意乱，影响到工作了，不好意思。

马主任：我们都有遇到烦心事的时候，方便跟我聊聊吗？（使用具体化技术。）

小赵：年前本来打算处理好工作回老家看看爸妈和弟弟，谁知突然出现新冠疫情，行程被打断了不说，家人也被困在家里出不来，我很担心他们。

马主任：我记得你是湖北武汉人，这次疫情影响很大，武汉正好是疫情重灾区，我知道你很想念、很担心家里人，如果你此时回去，家人反而更加担心你。（心理教练分享对谈话的理解。）

小赵：是呀，我知道，我也明白。但我就是止不住去担心他们，特别是看到疫情日渐严峻，我就整宿整宿睡不着。

马主任：你最近应该经常和家人视频通话，了解他们的生活状况吧？他们现在在家里还好吗？（对目前的现状进行分析。）

小赵：虽然家人在武汉，幸好他们做了完整的防护措施，没有一个人感染的。而且弟弟在家里照顾爸妈，我也稍稍安心些。除了日常生活用品需要出门购买，家人其他时间都待在家里，哪里也不去。即使知道他们现在比较安全，我还是很担心万一被传染了怎么办？

马主任：听你这么说，你家人的情况还算稳定的。只要做好防护，不用过多担心，你可以试着让自己放松点。

小赵：唉，我也想放松，可是昨天接到弟弟的电话，隔壁小区有人确诊感染了新冠肺炎。我的心一下子又提起来了，也打不起精神工作。

马主任：嗯嗯，你的情绪我能理解。假如你家人知道你为了他们吃不下睡不着，工作也因此受到影响，你觉得他们在家里能安心吗？（使用假如问句。）

小赵：马主任你说得对，我不能给他们添麻烦，把自己照顾好，就是给家人最大的支持。工作上处理好，尽量减轻同事的负担，毕竟这个年大家都过得不轻松。

马主任：你能这么想就好，现在的心情感觉怎样？10分代表最不轻松的状态，你给我们谈话前后分别打个分吧。（使用刻度尺问句。）

小赵：之前大概8～9分吧，聊完没那么压抑了，但感觉只降了1分。

马主任：嗯，我了解了，这次谈话让你减低一分也是有作用的。疫情总会过去的，我们能做的就是活在当下，保护好自己，不让家人担心。

小赵：好的，感谢主任！听我唠唠叨叨了这么久，希望疫情过去之后能再和你进行一次谈话。（交互反馈。）

案例点评

来访者的家人居住在本次疫情严重的武汉，她因无法回去照顾家人，时刻担心家人可能会被感染，导致茶饭不思、昼夜难眠。每个人在疫情影响下都会出现生理上和心理上不同的反应，来访者因过度关注疫情产生联想，以致影响了自己的工作状态。

在本案例中，心理教练作为来访者的上级领导，对来访者的情况有一个基本的了解，这给教练过程带来了很大的帮助。在第一次教练中，心理教练首先与来访者建立亲和，为其营造了一个可以信任的教练环境，来访者可以自由地分享自己内心的想法。心理教练通过具体化技术，让来访者对目前面临的困境进行分析，促进来访者的进一步探讨。心理教练认真倾听来访者说话，并与其分享自己的理解和感受，使来访者感受到心理教练的积极关注。在教练过程中，心理教练引导来访者对目前的现状进行分析，使其逐步意识到自己目前困扰的原因。最后，通过交互反馈，心理教练表达了对来访者的肯定，并约定下次教练，来访者也在最后分享了自己在谈话中的感受。

5．疫情期间上班担心被感染

案例背景

新型冠状病毒来势汹汹，在疫情大肆蔓延的情况下，网络充斥着各种各样防疫信息，有些信息真假难辨，让人们更容易陷入焦虑和恐慌的情绪。小秦是某供电局的一线员工，负责疫情防控期间应急保供电工作，力求做到"保安全、保民生"。由于岗位性质，供电设备需要定时维护及时维修，遇到应急抢修情况，工作人员还要到现场作业。最近小秦上班期间忧心忡忡，时不时用消毒液对自身和周围环境进行消毒，甚至感觉自己出现了新冠肺炎的个别症状，明显影响到了日常工作。他主动寻求心理教练，希望能得到有效的心理疏导。

教练过程

小秦： 书记，我最近总觉得头晕乏力，呼吸急促，工作提不起精神来。

吴书记： 哦？是因为在现场工作太累了吗？你这次找我希望得到什么帮助呢？（建立亲和，目标确定。）

小秦： 我的工作是负责现场的应急抢修，你知道的，现在疫情那么严重，我们一线员工需要经常在外作业，万一不小心自己或者同事被感染了……想到这个，我就很担心。

吴书记： 嗯，你的担心我能理解。现在正是疫情最严重的时候，也是医院和居民用电的高峰期，应急抢修人员更是这关键时刻的有力保障。在外作业无疑会增加被感染的风险，那我们公司或者你个人有没有做什么防护措施？（对目前的现状进行分析。）

小秦： 说实话，公司做得算全面的。公司要求我们在e-Link平台"员工健康信息填报"中每日打卡，还加强了值班人员的管理，控制人员和车辆的进出。上班期间给我们配备了口罩、电子测温计、消毒液等，关键岗位实行A、B角轮换。我自己随身也带了免洗消毒洗手液，随时给自己消毒。

吴书记：公司配备还挺齐全的，你的个人防护也做得很好。这种情况下，你问问自己，你会被感染吗？被感染的概率大吗？感染的话是不是没救了？（使用假如问句。）

小秦：嗯……其实我很害怕被感染，我知道只要做好防护措施，就不会那么容易被感染。新闻里也经常播出，每天都有康复患者出院。这么一想，这病也没那么可怕了。

吴书记：很高兴你能这么想！但我感觉得出你现在还有点紧张，给你介绍一个平缓呼吸练习法，每当你感觉焦虑或者恐慌的时候可以练习一下。来，跟着我来试一遍。每次练习3~5分钟。第一步：通过鼻腔慢而深地吸气到肺的最底部，同时心里慢慢从1数到5，在过程中，尽可能地把空气吸到身体最深处。把手放在腹部，当你吸气的时候，会感到腹部膨胀。第二步，屏住呼吸，脑海中慢慢地从1数到5。第三步，通过鼻腔或者口腔缓缓地呼气，同时慢慢从1默数到5（如果需要更多时间就数更久），确定气体完全呼出。第四步，如果已经完全呼出气体，用正常的呼吸方式呼吸两次。随后重复上述步骤。

小秦（跟着吴书记练习平缓呼吸练习法）

吴书记：感觉怎么样？有没有舒缓一点？

小秦：心情平静了一点。现在在办公室值班还好，出去抢修线路的话，心里还是会慌啊。

吴书记：别太在意，听说你们办公室有一面感恩墙，经常会写些鼓励的小短文，或者一些暖心的语句。你看到它们的时候，心里有什么感觉？（挖掘来访者现有资源。）

小秦：感恩墙算是我们部门沟通的一个渠道吧，每个人都可以在上面留言，除了感恩的话题，还有挺多轻松诙谐有意思的内容。疫情期间，感恩墙更多是些鼓励加油的话。每次来办公室和每次出勤的时候，都会看到感恩墙，自己内心也多了份坚定。

吴书记：看来感恩墙给你带来安心的作用。我想你回去可以试着记录工作中的快乐时刻，给自己也给同事加油打气。我们现在给自己心情的轻松程度评个分，10分代表最不轻松的状态，谈话前后各得几分？（使用评量问句。）

小秦：谈话前起码有8分，现在7分吧。自己可能过度焦虑了。

吴书记：疫情之下，每个人的反应都不一样，也都是正常的，保持一个良好的心态面对，总有一天会春暖花开。

案例点评

在本案例中，来访者是一名应急抢修人员，他的工作是负责疫情期间的供电保障，主要包括防疫指挥部、定点救治医院、集中防治场所等重要保供电场所供电线路、设备的运行维护，发生异常及时响应，尽快抢修复电。由于疫情日益严峻，来访者担心自己在外勤期间感染上新冠肺炎，导致无法集中精力工作。

在教练过程中，心理教练尝试与来访者建立亲和，为来访者营造安全的空间，使来访者自在地说出自己内心的烦恼。来访者消极地描述自己的现状，心理教练引导其对目前的现状进行分析，使其逐步认清自己目前的处境。心理教练提出了假如问句，假设可能发生的结果，引导来访者意识到即便是最糟糕的情况，也有可解决的办法。由于来访者过于焦虑，心理教练在谈话过程中穿插了平缓呼吸练习法，使其在日常生活和工作中用于自我调节。心理教练通过发掘来访者可利用的现有资源，引导其留意身边美好的事物，并从中获取力量。最后，心理教练运用刻度尺问句，协助来访者觉察谈话前后自身心态上的变化。

二
组织管理篇

1. 我希望员工提升安全意识，实现自我管理

案例背景

阿忠日常的主要工作涉及对一线员工的安全监管，这是一项吃力不讨好的工作，有时会影响基层员工的工作进度，有的员工会产生抱怨。并且上级一直要求一定要查出问题，这也意味着一定要给员工开出罚单。阿忠感到非常为难：监管工作，不就是为了保障员工的工作安全，为何一定要做出处罚呢？为此，他与吕书记开展了一场教练式的谈话。

教练过程

吕书记：看上去这件事让你感到非常苦恼。我感到好奇，你认为安监工作的本质是什么呢？（保持好奇的状态，使来访者感到受到关注。）

阿忠：其实我觉得这个部门不应该存在，据我所知，国际上一些公司都不会设立这样的部门，都是靠员工自己监管自己。我觉得这是最有效的方法，自己的安全要靠自己去保护，别人也只能起到提醒的作用。

吕书记：在你看来，我们员工的安全意识水平如何？

阿忠：总体上是不错的，一般情况下他们是会按规范操作的，戴安全帽、手套。有些老员工就比较随意，有时会戴有时不戴，还是存在侥幸心理。

吕书记：那发现这种情况除了开罚单，还有什么处理吗？

阿忠：会罚钱呀。说实在的，我一点都不想给他们开罚单，感觉就违背了这项工作的初衷。我们的目的是在于纠正呀，发现他们操作不规范的地方，马上指出，马上纠正，也不会耽误他们的工作。

吕书记：确实，被罚钱总是会有抱怨的。罚钱会影响员工的工作情绪，那又为何要这样设置呢？

阿忠：罚钱员工会心疼吧，辛辛苦苦工作了一天，结果一半的钱都没有了，大概也能起到一个提示警醒的作用。下次操作前就会想起上次因为没有按规范而被罚钱的事情，然后会规范地去操作吧。还是有一定的促进作用，只是可能方式不太好吧。这是我个人的一些看法。

吕书记：就是去加强员工的意识，像条件反射一样，你不按规范操作，就会

被开罚单，罚钱。那么这样操作下去，员工可能只要不按规范操作，就会想到会被罚钱，产生一个关联。

阿忠：没错没错，这可能是制度设置想要达到的一个效果吧，但是我觉得这不太好，对于员工应该有更多人性的设置，我们要做的应该是想办法让他们去提升自己的安全意识，实现自我管理。

吕书记：你说的没错，这是一种比较理想的做法。那对于实现员工的自我管理，你有什么好的提议吗？（询问来访者有没有更理想的问题解决方案。）

阿忠（陷入思考）：我暂时也没有想到很好的方法，所以也想跟书记你交流一下，看看有什么好的意见和想法。

吕书记：听了你的描述，我也发现了现有制度存在的一些待改善的地方，这些制度的改革仅靠上层领导带头去做是远远不够的。很多措施，都是要经过多次调研，考虑周全后才能去实施，像你提出的这个问题，肯定也是在工作中、实践中发现的，不是自己坐在办公室里就突然想出来的。

阿忠：是，亲身去做才能发现有哪些地方是做得不好，是可以改进的。因为是本职工作，才能知道哪一部分是不足的。按照这样去推理，也许只有基层员工知道怎么做才能更有效地提高自己的安全意识，也许应该从他们入手去了解他们想要的到底是什么。

吕书记：我觉得这样做也许是一种好的方法。

阿忠：还是要感谢书记的提点，我要回去做个计划，尝试着去了解我们基层员工的一些真实想法，来改善我们的工作方式。

吕书记：不得不夸赞一下你的行动力，调查回来记得跟我分享一下，我们可以一起制定下一步的工作安排。

阿忠：好的，感谢书记！跟你聊了一下我也觉得想法开阔多了，对工作的开展也有了更多自己的想法，希望下次跟你交流时我们可以做出一些改变。（交互反馈。）

案例点评

来访者曾经也是一名基层员工，他曾目睹自己的同事因操作不规范而受伤，此后他一直很重视安全操作问题，提醒身边同事要保护好自己。作为一名安监人员，他一直保持自己的一个想法：员工一定要自己监督自己，保障自身安全，安监的监管工作只是一项附加的保障。但事实上，他总是要花费很多时间监管基层员工的现场安全操作；此外，上级对安监工作还有要求。来访者心理十分矛盾，但他又不知该如何去解决这一问题，只好寻求心理教练的帮助。

在教练过程中，心理教练保持着好奇的态度，使来访者感受到心理教练对他的关注，拉近与来访者之间的距离，也有助于引导来访者说出心中真实的想法。在教练的最后，心理教练与来访者交互反馈，心理教练表达了对来访者的赞美，并约定他下一次的教练，来访者也在最后分享了自己在谈话中的收获，并透露了下次教练想达成的目标。

2. 我应以什么样的心态管理部门

案例背景

小黄是部门主管，这是一个需要经常与人打交道的部门，但部门内部的氛围一直很不融洽，员工们拉帮结派组成小团体，主管小黄十分看不惯部门的风气，几次推行整改，但都收效甚微。他现在对部门感到非常失望，并不想在这其中投入过多的感情，然而领导却一直催促他对部门进行整改，小黄心里异常痛苦。

教练过程

小黄：这个部门真的很糟糕，大家都自己干自己的，还拉帮结派的，一点都不团结。

肖经理：在你这段描述中，我只看到你对这个部门的抱怨，是不是存在一些例外的，好的地方值得你夸赞一下这个部门呢？（使用例外问句。）

小黄（想了一下）：大家业务水平都挺好的。

肖经理：听上去也很符合这个部门的性质嘛，除此之外呢？

小黄：在这之外，我也不是很了解，没有发现有什么优点，部门很安静！这个算不算，我都要被这个冷漠的氛围吓跑了，人事部的同事告诉我这个部门不好待，真是被他说对了。

肖经理：通过你的描述，我了解到你对现在这个部门并没有什么好感，这么说对吗？

小黄：情感是比较复杂的，作为管理者，我自然是希望做好这份工作，带领这个部门创下比过往更好的业绩。但是另一方面，部门内人事的事情，确实让我感到很烦躁，我不喜欢去搞复杂的人际关系，可以说是厌恶，所以在这方面，对这个部门，我也没有什么好感。

肖经理：也就是说，除了投入工作精力，你并不想卷入太多的情绪到这个部门内，是这样吗？

小黄：可以这样说，我的工作和情感是分开的两部分。

肖经理：我明白你所说的。但是像这样处理，真的能管理好一个部门吗？我听完你对部门的描述后，我也觉得这个部门真的没有什么优点。

小黄：大概……是不能吧。现在的情况就是很糟糕，我不知道要怎么投入情感到这个部门内，怎么去接纳我的员工有这样那样的缺点。

肖经理：就掉进一个怪圈里了。

小黄：是这样的感觉，我不知道要怎么去调节我的行为和我的情感。

肖经理：意思就是你的行为和你的情感不一致了？（对来访者的表现进行解释。）

小黄：没错，就是我还是要去管理这个部门，这是我的职责所在，但是，我在心里是不喜欢这个部门的。很矛盾吧，明明不喜欢，却还要去做，就像被妈妈逼着去学不喜欢的钢琴的感觉。

肖经理：看来你我都已经理清了现在的问题所在，就是说你是不想去管理这个部门，但是出于职责所在，你又不得不去管理。你的认知出现了失调，因此也感到很痛苦。

小黄：认知失调是什么？

肖经理：也就是说当一个人的行为和他的认知出现不一致的时候，他会觉得这件事情违背了自己的内心，从而感到异常痛苦。

小黄：原来是这样，我现在就是很痛苦的感觉，真是非常糟糕的感觉。

肖经理：找到问题所在，我们也要试着去解决问题，你有解决这个问题的欲望吗？

小黄：那还是有的，毕竟我也还想在这里干下去，未来的事情也说不好，但是起码这两三年会在这里吧，还是希望问题能得到改善。但是我不知道应该怎么做。

肖经理：好的开始就是成功的一半，你愿意和我一起来制定计划，做出改变吗？

小黄：可以。但是我们应该怎么做呢？（达成共识。）

肖经理：我们一起来想象一下，你现在也已经知道自己问题所在，便需要在自己的认知或者行为上做出调整，那么你会做出一些什么不同的表现呢？（期待未来。）

小黄：我现在做得不好，主要是我内心里有抵触情绪。那么想要做好的话，就只能改变自己的认知和情绪，让自己接纳这个部门，才会有更多的热情去做好部门内部的事务。促进大家的感情，我觉得还是要让大家多多接触吧，我可能会组织一些部门团建活动，在部门例会上让大家多交流，制度允许范围内做些事情吧，具体的还要回去和副主管商量一下。反正起码自己的心态要转变对吧。

肖经理：这个问题不需要询问我，你内心有自己的答案就可以了。那要怎样让大家知道我们部门正在变好呢？（询问进步的迹象。）

小黄：原先吧，我不是不怎么喜欢我们部门嘛，我上班的时候冷漠，跟他们没有太多的接触，如果要改变，我觉得上下级的关系也要改善一下，我会更热情一些，让他们先注意到我的改变。

肖经理：就是先从自己做起。

小黄：没错。

肖经理：就今天谈论的话题，你有什么收获吗？

小黄：收获还是挺多的，主要还是认识到为什么自己会怎么难受吧，知道为什么了，就明白要从哪里入手去解决问题了。（交互反馈。）

<h2 style="text-align:center">案例点评</h2>

通过教练过程，可知来访者无法管理好部门的主要原因，是自己心里对部门的抵触，他并没有投入过多的情感到该部门中，而只是想把自己的本职工作做好。然而领导一再催促他做出整改，这使他出现了认知和行为上的失调，为解决现实问题，来访者急需改变自己现有的认知，使自己的认知与行为一致。

针对来访者出现的问题，心理教练运用所学专业知识解释了他内心痛苦的原因，有助于协助来访者认识自己问题产生的原因，找到解决问题的突破口。借此，心理教练与来访者达成解决问题的共识，再通过假设性问句，引导来访者期待未来，看到问题解决的可能性，借此凝聚正性力量。在谈话中，来访者也确定了进步的迹象是什么。最后，通过来访者的反馈，了解教练的成效。

3. 如何管理对自己不满的下属

案例背景

阿雅是部门新来的主管，工作大半个月了，她已熟练掌握公司的日常业务，与大部分同事相处融洽，她非常享受现在的工作状态。然而，阿雅有一个很大的烦恼，员工阿志总不服从安排，对阿雅布置的工作软磨硬泡，甚至公然叫板，这让阿雅很没面子。她已经意识到阿志就是针对自己，但是她又想不到合适的方法"搞定"麻烦。

教练过程

张书记： 看起来你似乎很烦恼，怎么样，新工作还适应吗？（建立亲和。）

阿雅： 谢谢书记关心，还行吧，工作上还是适应得挺好的，大部分同事都很热心。

张书记： 大部分都很热心，是不是有些员工不是很服气你这个"空降大兵"呀？

阿雅： 唉……我觉得有不服气的也是很正常的，毕竟他们也是辛辛苦苦工作了很久，希望可以升职加薪，我这样一来，他们也就没有这个机会了，会看不惯我也是正常的。

张书记： 一个管理者要服众，是要花费一些精力，你在这方面做过哪些努力？这些努力有没有起到什么效果呢？我有些好奇。（表示出对来访者的好奇。）

阿雅： 其实我来的时候就做好心理准备了，虽然说我不是从基层一步一步升上来的，但是我的条件，都符合公司这个岗位的要求，我也是走正常社会招聘程序进来的，所以也不怕大家说些什么难听的话，我只要把我的工作做好，以能力说服别人，我觉得就可以了。事实上也说明了这种方法是有用的，一开始不服气我的一些员工，现在都跟我挺好的呀，工作上有什么问题，私底下都会请教我。虽然我是经理，但是其实我们年纪都差不多，抛开工作上的关系，私底下还是蛮谈得来的。他们有时会给我提一些建议，我也比较积极地回应他们。工作嘛，就是大家一起碰撞出火花，这是我一直坚信的一个理念。

张书记： 这样看来，你是一个民主型的管理者，私下也跟员工有很多的沟通和交流，用这种方式去让员工信服你，也是很好的。

阿雅： 我不是把这种方式当作管理员工的手段，我觉得你要人家真心得服你，你也必须付出真心，对吧？

张书记： 是的，真心换真心。

阿雅： 但有时候我们付出了真心，却不能收获同等的回报，就会很辛苦！

张书记： 听你这么说，似乎是你和一些员工的关系还是比较紧张的，你希望跟他/她建立一个比较好的关系，但是他/她却没有接纳你。是这样子吗？我要怎么做才能让你觉得今天的谈话是有价值的呢？（达成共识。）

阿雅： 是的，部门里有个员工一直都不服气我，我跟身边的同事了解过，本来他是有很大的机会晋升的，但这个机会被我"抢走"了。我能理解他不平衡的心情，所以也尽量用更加好的语气和他沟通，对他的行为也比较容忍。我有时会想，是不是我的问题呢？是不是我的管理方式不对？我希望通过这次心理教练，找到解决这个问题的一个方向吧，我也不知道效果会怎么样，就尝试一下。

张书记： 首先我觉得你做得挺好的，遇到问题会先反思是不是自己身上出问题，这是很多管理者都欠缺的，我想先夸奖一下你这一点。我想知道假设你期待的目标实现了，会有什么不同吗？（对来访者表示赞美，并使用假如问句。）

阿雅： 谢谢书记！这位同事完全不受控制，我布置给他的工作，他总是拖拖拉拉，完成得也不认真。这样就算了，有时开部门会议，他还会在下面对我冷嘲热讽，就等着看我出丑，弄得我有时会没有什么自信，会慌张。所以如果我可以让他信服我，服从我的管理，我觉得我可以做更多的工作，更好地管理部门，自己也会因此更有效能感吧。

张书记： 正如你之前提到的，你一般都是采用一些民主式的管理方式，更强调和员工的平等关系，我想知道的是，你有没有用过一些其他的方式，一些例外的方式去管理员工，然后也产生比较好的效果，那名员工在那个情况下也听从了你的安排？（使用例外问句。）

阿雅： 其实吧，我私底下并不是一个比较温柔的人，我还是比较强势的，只是刚来这里，想要尽快与大家拉近距离，所以尽可能地释放友好的信号。但有一次，那个工作确实很紧张，又很重要，需要有能力的人才能在短时间内高效地完成，所以就需要那位同事的合作，我原本很担心他会不配合我，但想着尽量试试，可能就比较命令式了，他也就按我的要求很快做好了。你说我是不是应该按照这种方式去管理他。

张书记： 作为心理教练，我是不能给你直接的建议，这也是一个你学着去成长的过程。既然你有想法，为何不去尝试一下呢？

阿雅（思考）：其实我在家里是一个比较强势的人吧，就老公、爸妈都会听我的意见，在公司里我就不想表现得太有攻击性，想着民主管理嘛，平时就要多点亲和力。但实际上，我生气起来也是比较凶的，但是道理在我这，我也就不怕什么了。看来我还是需要自己去尝试一下，换一些比较强硬的手段，似乎也没有什么损失。

张书记：现在的你和我们刚开始谈话时的你有什么不同吗？（交互反馈。）

阿雅：我觉得会对部门管理有更多的想法吧，有时候该严肃还是要严肃一些，这样比较好，管理者还是要有一定的威严吧，关键时刻才能高效地指导工作。

案例点评

在本案例中，来访者求助的问题是应该如何去管理不听话的员工。对于管理者来说，最重要的任务之一就是思考如何管理好员工。面对不服从管理的员工，来访者感到颇有压力又无从下手。能否成为一个成功的领导者，一方面要有卓越的工作能力和竞争意识，努力使自己的愿望变为现实；另一方面则要有高超的驾驭下属的技巧，使每一个下属都人尽其才，才尽其用。

心理教练在谈话的一开始尝试与来访者建立亲和，让来访者在整个教练过程中能够自然地分享自己内心的想法，同时也表现出好奇的态度，引导来访者述说更多的故事。随后按照达成目标、期待未来、形成策略和交互反馈的教练步骤向来访者提出问句，拓展其思路，展望未来，协助她开发解决问题的资源，达成教练的目的。

4. 我总是在帮员工解决问题

案例背景

张主管自上任之后一直都很忙，部门员工总有很多问题要请教他，他只能一个一个为他们解决。往往帮他们解决完问题了，就已经到下班时间了，他也只能加班做自己的工作。慢慢地，张主管的工作负荷越来越重，工作效率日益低下。他感到很烦恼，希望通过教练获得一些解决的方法。

教练过程

张主管： 我现在每天都好忙，天天都在加班，老婆都有怨言了。

詹书记： 现在工作的压力都这么大吗？你都在做些什么呢？

张主管： 领导下发到我们部门的任务，得先处理吧，部门的日常管理，还要帮员工们解决他们的问题。

詹书记： 你都是怎么分配时间到各类任务上的呢？

张主管： 如果把一天的时间分为两份的话，我有二分之一的时间都用在处理员工的问题上，其余的二分之一各自分配到部门任务和部门日常管理上。

詹书记： 看来你花了很多时间精力在员工身上，具体是什么呢？你可以跟我具体说一说吗？我感到好奇。（对来访者保持好奇的状态，并要求他具体描述自身的行为，对现状进行分析。）

张主管： 也就是他们业务上的事情，遇到不懂处理的他们就会找我请教，我就要帮他们去解决，或者告诉他们要怎么做。举个例子，有一次员工接到客户的投诉电话不知道如何处理，那就只有我帮他去解决，这样处理下来就需要花费我大半天的时间。

詹书记： 听你的描述，似乎你会替员工去完成很多本不属于你本职的工作。（心理教练分享自己对谈话的理解。）

张主管： 好像是这样，没有错，但权限在我这里，只能我去做呀，有些东西呢，你等他慢慢去摸索就又要拖个一两天。

詹书记： 这一两天的影响很大吗？会影响工作进展吗？

张主管： 也不会吧，我一直都要求他们工作上千万不要拖，所以都可以提前完成任务吧。就是会辛苦一些。

詹书记： 这种不拖延的精神挺好的。那部门员工的能力都挺好的是吧？

张主管： 这个，要看怎么定义吧。学历上大家是都挺厉害的，都是名校学生。但是工作能力上感觉与他们的学历似乎不匹配，好多事情教了两三遍，还是不会，每次都要来问我，相似的事情重复问，真的一点都不会变通。

詹书记： 他们请教完你，你也是直接告诉他们怎么去做，或者直接帮他们做了这些事情，对吗？

张主管： 对啊。

詹书记： 我们换个角度看，如果你是员工，然后你的领导每次都直接帮你处理问题，或者直接告诉你怎么去做，你觉得你能学习到多少东西呢？会有什么感受呢？（使用假如问句。）

张主管（陷入思考）：我可能会遇到什么问题都直接去找他了吧，我都不用自己思考，他就会告诉我要怎么做，真的挺省事的，我可能会一直都不会去想自己要怎么进步吧。

詹书记：换做我有这么热心的领导，我可能也不想干活了。

张主管：原来我的好心，好像是办坏事了，如果员工都抱着这样的心态去工作，那真的就完了，真是糟糕！

詹书记：现在我们还有挽救的机会。我们使用倒推的方式，想想如果要员工自我解决问题，每一步都应该怎么做呢？（形成问题解决的策略。）

张主管：假如要员工有所成长，就需要让他们学会自己去解决问题。要让他们自己学会解决问题，我就不应该给那么多的建议，也不应该帮他们做工作上的事情。如果我不去做他们工作上的事情，他们就需要自己去做；自己做的话，有些权限就要给他们。现在部门的权限都在我的手里，我也没想过要下放给员工。

詹书记：你的倒推每一步都走得很仔细。把权力下放给员工，除了有助于他们的学习成长，还有什么益处呢？

张主管：我不用帮他们做那么多事情，自然就更轻松一些，有更多的时间去完成我本职的工作。说实话，他们这些工作，不管我帮不帮，我的工资都是那么多，可以有多一点时间休息，应该是我更需要的。员工有进步，对部门来说也是一件好事吧。大家都进步，部门才能更好地发展下去。

案例点评

作为部门管理者，来访者不懂得适当地授权，他认为管理者的工作就是帮助员工解决问题的，因此他总是花大量的时间亲自帮助员工解决各类工作上的问题，这也导致他不能及时完成自己的工作。

在教练过程中，心理教练对来访者保持好奇，并要求他具体描述自身的行为，对现状进行分析，一方面心理教练可以借此了解来访者的工作状况，另一方面也可引导来访者重新认识自己的工作模式。心理教练会与来访者分享其倾听后的感受，推动来访者更深入地探索当下的状况。通过换位思考，来访者也认识到员工并不能从这样的工作模式中有效提高个人工作能力。心理教练相信来访者有解决问题的资源与能力，引导其使用倒推的形式形成问题解决的策略。

5. 作为班组长，我要怎么整改员工工作散漫问题

案例背景

黎班长所在的班组员工做事总是拖拖拉拉，应付了事，经常只完成任务，而不重视结果和质量，这不仅不利于班组绩效的评估，工作的安全性也很难得到保障。黎班长感到很苦恼，他也只是一个基层班组的班长，没有很多管理上的知识，不知道应该如何处理这种情况。领导也对其施压，希望他尽早处理好这个问题。

教练过程

黎班长：科长，你也知道我们班组的情况，大家工作都很散漫，现在领导突然要我对他们进行整改，我应该怎么去做呢？我对管理真的一窍不通呀。

赵科长：你不要着急，我会帮助你，协助你去解决问题，虽然最终的效果我无法保证，但我会尽我最大的努力，希望我们可以一起加油，好吗？（建立亲和。）

黎班长：好的。

赵科长：班组这样一个情况，你和大家聊过、了解一下他们为什么工作上不投入吗？

黎班长：有的有的，大家都会一起工作嘛，有时候会听到员工们吐槽，而且我们私底下也有比较多的交流。大家最常说的是工资待遇问题，一些文化水平比较低的员工，他们的职业发展通道比较少，最多能到班组长这个位置上，技术过硬的或许可以成为专家，大家感觉没有什么盼头。

赵科长：是因为员工不清楚自己工作的意义，并且也看不清自己的未来，因此在工作上比较敷衍，可以这么说吗？（心理教练分享自己对谈话的理解。）

黎班长：可以的。

赵科长：既然我们找到了问题的原因，那就需要对症下药，解决问题的方法总是多样的。

黎班长（挠挠头）：你看我一个小小的班组长，能做点什么呢？我也不能给大家涨工资呀，没有那么大的权力去帮助员工晋升。我能干嘛呢？

赵科长：班组长的主要工作职责是什么？你还记得吗？

黎班长：就是管理好班组啊，做好公司和基层员工的沟通桥梁。

赵科长：那你觉得你这座"桥梁"做得怎么样呢？

黎班长（沉默）：其实我更多的是把上级领导下达的条例、通知和各种精神告知员工，但极少会去反馈班组这些问题。因为我以为，这些问题是大家都心知肚明的，不需要通过我去反映这些问题。

赵科长：像你所说的这些情况，我就不是很了解呀，或许领导们知道一个大概的情况，但是具体是怎么样的，说实话他们并不是很清楚。

黎班长：这样子……

赵科长：好，那我们假设领导们已经知道这一情况了，那接下来我们应该怎么做呢？或者是，从最简单的、最容易的方法入手，怎么样才可以增加员工工作的一个积极性。比如说，我们现在暂时不要去依靠领导的力量，我们试着自己去做一些努力，应该要怎么做？（探索问题解决的方法。）

黎班长：我没有什么权力，最多就是和大家沟通一下，转变一下大家的思想吧，这也是我最近从安监的工作上思考而来的。现在不是鼓励员工"我要安全"吗？要员工自觉地去保障自己的安全。因为安全是和他们切身利益相关的，所以他们可以这样子做。但在工作努力上呢，经常都是上级"要我做"，缺乏一个主动的"我要做"，就是主动意识还不够强。

赵科长：嗯嗯，像你所说的，行为会受到意识的影响。因为员工缺乏一个主动的意识，所以工作上才缺乏积极性，那我们要怎样提高他们的主动意识呢？

黎班长：那就像你所说的，要根据原因去解决问题。大家对自己的职业发展失去希望，那我就要让他们看到希望。我回去就搞一下那个员工的职业发展规划的东西，搞明白了在班组会议上就可以跟大家说一下，让大家对这一部门有所了解，他们也就有一个努力的方向了。剩下的很多事情，光靠我一个人我觉得是做不了的，需要领导的支持才行。

赵科长：还是要借助上级的力量。

黎班长：是的，我要把收集到的信息反馈给单位，好好使用一下反馈这条路径。也给出几个解决的方法吧，比如给员工一些精神和物质上的激励什么，让领导们去做决定。

赵科长：嗯嗯，身边有合适的资源我们就要合理使用。你还是比较有想法的。（对来访者表示赞美。）

黎班长：谢谢科长的认可，其实我们还有很多可以做的，只是靠我一个人的努力，做不了那么多的事情。

赵科长：那现在需要谁的支持来协助你完成这些事情呢？（总结具体行动所需的支持。）

黎班长：领导和我们基层班组的员工都需要吧。我要让员工知道我是在为他们做事的，所以他们也应当支持我的工作，把我们基层的工作做好，这样我也有更多的时间去做这些工作；另一方面领导看到我们班组的表现好，才会给我们更多的支持。领导就不用说了，领导不开口，我们也落实不了什么计划。

案例点评

在教练过程中，心理教练应一直保持来访者有资源解决自己问题的信念，自己只是一个引导者、启发者。与来访者建立亲和，是教练的第一步，可为来访者营造一个安全的空间，使其自在地探索内心的想法。在谈话过程中，心理教练适时分享自己的想法，推动来访者获得新的觉察，对问题产生的原因有一个新的理解。心理教练引导来访者探索问题解决的方法，并发掘具体实施工作时所需要的支持资源，达到教练的目的。来访者在教练过程中受到心理教练的赞美，有助于提升其解决问题的积极性。

6. 我要如何去提升部门的活力和凝聚力

案例背景

恩姐是部门的副主管，负责管理部门的一些日常杂务，恩姐发现自己所在部门的员工的工作能力都很强，都有过硬的技术水平，但偏偏工作成效一直很差。大家都没有什么活力，就连单位组织的一些活动都很少有人参加，整个部门凝聚力差，人心涣散。

教练过程

恩姐：我就很纳闷了，明明招来的都是技术上的高才生，怎么投入到工作上的表现就这么差呢？我都快退休的人了，在工作上投入的热情，都比这些年轻员工多得多。

蔡书记：听你这么描述，似乎你所在的部门员工的工作积极性并不是很高哦？（心理教练分享自己的想法，核实自己的理解是否正确。）

恩姐：何止不高啊，他们每天都是死气沉沉的样子，整天对着电脑"嗒嗒嗒"的，也很少参加单位的一些团建、党建活动什么的，工作效率也没有很明显的提高嘛。我真是不知道哪里出问题了。

蔡书记：你已清楚地向我描述了目前部门的一个情况，这是你想要解决的问题吗？

恩姐：没错。我还有一年半载就要退休了，我希望在我退休之前，可以改善我们部门的氛围，让大家彼此多点交流，能够像一般年轻人一样，有点朝气！有点活力！（达成共识。）

蔡书记：你也是时刻在为我们员工着想呀。

恩姐：其实他们和我孩子的年纪相仿，哪个妈妈不希望自己孩子每天在公司里上班都是好好的，有好的成绩会受到领导的表扬和奖励。

蔡书记：老母亲的心都要操碎了。我感受到了你也是很关心他们的。（心理教练分享自身感受。）

恩姐：可不是嘛！书记你快给我分析分析，我们部门到底是哪里出了问题？

蔡书记：你最了解部门的事务，我相信你一定比我更清楚其中的原因，只是你一时半会儿还没有觉察到。就你刚刚所说，你把这些年轻员工看作自己的孩子，那我们这些孩子到底是哪方面出了问题呢？是他们对工作环境不满意吗？还是他们有些没有被满足的需求？现在我想请你给自己对孩子的了解程度打个分，满分是10分的话你会打多少分呢？（使用评量问句。）

恩姐：6分吧。我会主动地去关心他们，问问他们最近有什么烦恼，但是他们是不是跟我说真心话了，这个我也不能够确定。

蔡书记：也许不是直接询问了解到的，在日常的工作里，你会不会留意他们有些什么样的表现，聊天会说些什么？就像你刚刚所说的，他们的整体状态是死气沉沉，没有什么活力的，诸如这些通过观察发现的问题。

恩姐：我想起来了，那天我在办公室听到两三个小伙子在聊工资啊、未来发展啊，还说谁谁谁迟到早退，不认真干活，给他们增添了很多压力，单位也不处罚他，这让他们心理很不平衡。

蔡书记：那你听到这些消息，到目前为止都做了什么处理吗？结果如何？

恩姐：到目前为止，我做过的尝试，就是在部门例会对迟到早退者进行批评教育。

蔡书记：其他员工对这样的处理满意吗？

恩姐：只是走个形式怎么可能会满意呢？主要是我手头上也没有这么大的权力可以给员工提工资，或可以给他们确定一条明确的发展道路，我没有权力呀，就不能给出这样的保证。

蔡书记：你认为是缺乏权限，阻碍了你提高员工对工作的认可度、满意度，是这样子吗？

恩姐：没错，我也有学过一点管理心理学。员工对工作的认可度和满意度会影响他们对单位的向心力，影响团队凝聚力。所以我觉得如果可以再提高他们工作认可度和满意度，对我们部门的发展是有利的，但是我没有办法实现这些事情。

蔡书记：嗯嗯，你是一个很有想法的管理者，对管理部门有自己的一些见解，这是很不错的，像你这样快退休了还这么关心部门发展的真是很难得。你觉得怎么做，才能使6分变成7分呢？

恩姐：活到老学到老嘛，总不能什么都不知道还去管理员工，这样要怎么服众呢？至于要怎么提高分数，或许可以尝试一下在部门里设置匿名信箱，让大家随时可以反映自己的意见，也不用害怕会被别人知道，也是一个让他们发泄心中不满的途径吧，我也会进一步了解他们在想些什么，能够改善的我就去做，但是效果会怎么样我也不能够确定。

蔡书记：嗯嗯，这是进一步了解员工想法的一个好方法，尝试一下也无妨。在今天的谈话中，你给我留下的最深刻的印象是，你真的很关心部门年轻的员工，真的把他们当作自己的孩子一样，我很感动，他们知道你的想法后一定也是会很感动的。

恩姐：真诚待人，别人也才会真心待你。我一直都是这样想的。今天跟你聊了这么久，我自己也很有收获，谢谢你啊！（交互反馈。）

案例点评

在教练过程中，来访者一开始向心理教练表达自身的疑惑：为什么员工的工作积极性不高？通过来访者的描述，心理教练也与其分享了自己的一些感受，一方面使来访者感受到心理教练专注倾听的态度，另一方面也可促进来访者的进一步探讨。双方就教练的目的达成共识，理清来访者真正的需要和期待。在谈话中，心理教练使用了评量问句，询问来访者目前的分数以及如何做才能够再加1分，如此既可有助来访者理解并接纳现状，又可进一步探讨推进一小步的行动，将想法转化为具体的可量化的资料。在教练过程的最后，来访者与心理教练交互反馈，来访者从心理教练的赞美中获得了更多的效能感。

三
员工成长篇

1. 我不喜欢目前枯燥的工作

案例背景

　　毕业季，小新幸运地进入了某供电局工作，所在班组的氛围良好，员工待遇也不错，小新一开始还是挺满意的。但是这份工作是一个技术活，小新要跟着师傅学习，每天都重复着一样的工作。五个月过去了，小新觉得工作实在是太枯燥了，渐渐丧失了工作热情，在同事的建议下，小新决定寻求心理教练的帮助，希望他能够帮帮自己。

教练过程

　　小新：班长，我已经在这个岗位上工作5个月了，现在感觉好枯燥呀！

　　周班长：你说的枯燥是什么意思？

　　小新：就是无聊啊。

　　周班长：可以说得再具体一些吗？（使用具体化技术。）

　　小新：每天都在重复同样的事情，我明明都学会了，师傅还不教我新的东西，我想换个岗位，学习更多的东西。

　　周班长：你是清楚规定的，新员工刚进来时都要从基层员工做起。

　　小新：我知道呀。

　　周班长：我想知道你现在达到师傅的业务水平了吗？他算是班组里非常优秀的员工，人家可是脚踏实地，耐心磨练，才一步一步走到现在，成为高级技术人员的。我觉得你可以多多和他交流，借鉴人家的经验。（列举优秀榜样。）

　　小新：我也知道师傅是一个非常优秀的人，但是我好害怕，和我一起进来的小杰已经能够独立操作了，我却还是师傅手下的一个小跟班。每次聊到工作我都没有什么好说的，只能听他们侃侃而谈。

　　周班长：我试着来理解一下啊，你是觉得和其他同时入职的同事相比，自己现在学的都是一些皮毛，感觉落后人家太多。

　　小新：对的对的！都是新员工嘛，大家刚开始聊来聊去都是自己工作上的事情。我每次听他们说话，都会觉得自己落后人家很多，还在做刚进来时做的东西，人家就已经可以独立操作。我也想要成为这样的人。

周班长： 嗯，我可以理解你这种心情，想要学新东西是好事。我们来一起思考一下，从刚上岗到现在，你在工作上没有发生一点变化吗？真的一直停滞不前吗？（提出正向的问题使她朝积极的方向思考。）

小新： 我想一想……一开始的时候，我经常会出错，而且工作效率很低。现在是有改善一点点啦，之前天天都被师傅骂，现在师傅偶尔还会夸一下我，我觉得我是在进步的。

周班长： 那比如说你刚来的时候是零基础，打0分，我们给师傅打10分，你觉得你自己现在有多少分呢？（使用评量问句。）

小新： 我觉得……有6分吧。起码是及格的，但是很多方面的工作还不是很灵活，需要自己继续学习，跟师傅比还是差远了。

周班长： 嗯，其实我也和你们的师傅交流过，你的进步还是很大的，平日里也是班组的开心果，大家都很喜欢你的。我想知道你当初为什么要选择这里？假如再给你一次机会，你还会做这样的选择吗？

小新： 我也很喜欢我们班组，前辈们都对我很好，如果再选一次我也还是会选择这里，因为我的目标是成为和师傅一样厉害的人，将来也可以成为别人的师傅，把我学的东西教给他们。

周班长： 很高兴你有这样的想法，那你接下来打算怎么做？能告诉我吗？（询问来访者未来规划。）

小新： 还是继续钻研我现在的工作吧，然后空闲的时间再看看其他同事有没有需要帮忙的，这样也可以接触一下不同的工作。

案例点评

一线的基础工作容易让人感到枯燥乏味，尤其是追求新鲜感的年轻员工，更难以适应单一的工作，认为当前的工作对自己的职业发展没有很大的帮助，容易萌生调岗或辞职的念头。来访者所在班组希望能够培养专业的技师，重视员工的工作熟练程度和精确度，这是需要日复一日地锻炼才可以达到的。

在教练过程中，使用具体化技术，通过不断的发问，心理教练了解到来访者急切想要做出改变的原因，继而对症下药，让她回忆自己在工作上的进步，使来访者获得工作成就感。同时，还使用了模仿卓越人物法和评量问句，让来访者认识到自己与卓越人物之间的差距，意识到自己的不足和需要进步的方向，提升工作动力。此外，面对来访者的消极情绪和态度，心理教练还使用了正向的提问方式，引导来访者朝积极的方向思考。

2. 我觉得目前的工作不适合我

案例背景

　　阿洛毕业后入职某供电局，毫无疑问地，新人阿洛被分配到一线班组工作。入职后他跟着班组成员背安全操作规定、外出巡线，日子还算清闲。但某次外出时，他看到几位老员工爬上高空线路作业，他感到非常害怕，心想自己将来是不是也要参与这样的危险工作。在外的工作环境都比较恶劣，阿洛从小没有吃过什么苦，因此感到十分不适应，他甚至产生辞职的念头。

教练过程

　　曾主管：最近是遇到什么烦心事了吗？

　　阿洛：我……想离职了，我觉得现在这份工作并不适合我……

　　曾主管：能否说得详细些？你不是刚入职不到半年的时间吗？怎么突然间就说想要离职呢？有什么问题可以跟我聊一聊，我会尽我所能地帮助你，希望你也相信自己，相信我，我们一起努力好吗？（使用具体化技术。）

　　阿洛：我感到失落，对于现在的工作。天气这么热，我们却要一直在外面巡线，真的又晒又累。然后现在每天都要背安全操作规定，我以为离开了学校就不用再背书了，我最讨厌背书了，总之一切都不是我想象中那样的。

　　曾主管：我可以这样来理解吗？你理想的工作和实际的工作产生了一个比较大的落差，所以你的心情可能不是很平衡，有些失落，是这样吗？

　　阿洛：还有一些害怕……

　　曾主管：害怕？为何会害怕呢？

　　阿洛：那天在外面，我看到几位工友爬上高压线路上带电作业，那里真的好高，而且是高压电，真的很危险，我一方面很佩服他们有这样的勇气和实力，一方面也暗暗担心，自己将来会不会也要做这样的工作，我觉得我接受不来……所以想说，既然我这么没有用，倒不如离开这里，我也不想做混日子的人……

　　曾主管：也不是谁都可以爬高压线，这类工作都要事先考特殊的工作证才行呀。但正像你所说的，这样的工作是很危险的，因为要跟电打交道，你跟他们几个交流过吗？分享你对他们的敬佩和你的害怕？

阿洛：有啊有啊，他们也没有比我年长很多，会给我一些指导和意见。

曾主管：那对于爬高压线路这样的工作，他们又是一个什么的态度呢？

阿洛：他们也知道很危险，但是呢，从他们说话的语气中我会感受到他们并没有像我这么紧张，我以为他们是经常操作所以才没那么紧张的。但其实他们告诉我在上面的时候他们也会害怕，而且哦，他们还说一些操作的工具是他们自己研发的，我就觉得更佩服他们了。

曾主管：嗯嗯，那你之后又有什么样的感受呢？

阿洛：其实他们几个都是硕士毕业生，但是却愿意来做这么苦、这么危险的基层工作，真的很了不起，觉得他们是真的很想做出一些成就。

曾主管：他们确实是很了不起，我也是从基层上来的，知道基层工作人员的辛苦。那你有没有想过假如自己坚持下来，多点去学习和尝试，未来又会是什么样子呢？我们第一年也不会安排新员工做比较复杂的工作，现在更多的是各类的培训和安全操作规定的学习吧。（引导来访者展望未来。）

阿洛：是的，现在更多的是各类的培训和学习，之后再安排到各个地方工作。其实我理想中，可能会是有更舒适的工作环境呀，也是搞搞研究什么的，但是进来之后才发现我的专业知识，很难有机会用在我的工作上。所以我想说，如果我坚持一下，留下来，将来可能也会像那几位前辈一样，成为一个技术人员，同时又可以研发一些工具来支撑工作，这是我大概希望预见的未来。

曾主管：这是你从前辈身上观察学习到的。

阿洛：是的，其实他们身上还有很多我能学习的东西。

曾主管：那你看是不是这样子，你之所以对工作有这么多的不适应和害怕，是因为欠缺了很多与前辈之间的沟通，所以你产生了这么多的不适应。如果你能够主动地跟他们多交流，也许会对工作有进一步的了解，自己也会有更多的准备，心态上也会相对好一些。（使用倒推法。）

阿洛：是啊，我确实不是一个很主动的人，我先试试吧，如果尝试过了，还是不行，我可能就会考虑辞职了。

曾主管：嗯嗯，先迈出第一步看看，如果有什么困难，欢迎你随时来找我。

案例点评

离开象牙塔，步入社会，应届毕业生要面临许多人生的新挑战。对于大多数人来说，首先面临的便是从学生到员工的身份角色转换。来访者作为一名新员工，除了要适应新的社会角色外，还要面对艰苦的工作环境和危险的工作任务，因此产生退缩和恐惧心理，一时无法适应是正常的。在这种情况下，如果有老员工可以给出一些指导和提点，有助于缓解新员工的情绪。

面临来访者的紧张情绪，心理教练首先尝试与其建立亲和，为其营造一个安全的氛围，使他能够自在地分享自己的想法。在教练过程中，心理教练发掘了来访者可利用的现有资源，并协助他将关注点转移到对未来工作的展望上，通过倒推的方法引导来访者向前看，并合理利用资源，采取行动，走出困境。

3. 我要如何处理办公室紧张的人际关系

案例背景

晓璋研究生毕业后独自离开北方的家乡来到南方工作。刚到的时候她努力适应环境，全身心投入工作，连续几个月获得公司"部门之星"的称号，工作上的忙碌让晓璋暂时忘却了思乡的痛苦。但最近发生的事情让晓璋感觉失去了对生活的控制。隔壁部门的男同事阿王经常约她一起吃饭，本以为阿王对自己示好，但经过观察发现，阿王主要是想通过她来约自己办公室的女同事甜甜。由于阿王经常约她，甜甜对她的态度越来越不好。晓璋感到十分恼火，却又十分无奈，独在异乡也没有朋友给她出谋划策，她不知该如何处理。这件事也对她的工作产生了不好的影响，她没办法专心工作，工作效率越来越低。

教练过程

陈书记： 晓璋，这边的工作还适应吗？一直都没有机会和我们远道而来的新同事聊一聊，今天就借此机会大家聊一聊，看看能不能帮到你一些忙。（建立亲和。）

晓璋： 谢谢书记关心，工作上是蛮适应的，我喜欢这座城市，大家都很热情。最近是遇到一些问题，实在是不知道该如何开口。

陈书记： 我们谈话内容都是保密的，这个你可以放心。（解释教练过程的保密性。）

晓璋： 那我用化名吧，也保护一下其他同事的隐私。是这样子的，从上个月开始隔壁部门的阿旺就经常约我一起吃饭，周末一起出去玩。一开始我以为他是对我有那方面的意思，想着他这个人其实也不错，相处也很舒服。但是后来渐渐发现其实阿旺只是想通过我约我的同事小田。其实我刚开始是生气的，觉得被利用了。但是阿旺确实人很好，在我刚来的时候帮助了我很多，我也不想失去在这边交的第一个好朋友。阿旺也恳求我暂时不要告诉小田，我也答应了。但是小田最近对我的态度越来越差，我也不知道是不是因为这件事情，不知道要怎么跟她沟通，大家都是同一个办公室的同事，这样一搞也挺尴尬的。

陈书记：其实员工的情感问题我们一般是不过问的，毕竟这涉及一些个人隐私，但是因此而影响了工作，这样就不好了，你说对吧？

晓璋：您说得对。我知道我最近工作状态不是很好，经理已经提醒过我了。但是我一想到这件事就很生气，很恼火。

陈书记：你想过为什么这件事对你的影响这么大吗？

晓璋：其实他们两个吧，都是我来到这边最先认识的朋友，我真的不想因为这种无聊的误会就把大家的关系闹僵。其次也是因为我曾经也遇到这样类似的问题，一想到我就很恼火。

陈书记：如果换做你是小田，你会有什么感受呢？（引导来访者换位思考。）

晓璋：如果我是小田，如果我喜欢阿旺的话我会不开心的吧，女生就是这样子，很容易就因为一件事情闹别扭。但如果讲清楚了，又很快就会好了。

陈书记：这么说来，站在小田的角度你的想法和她一致。那你觉得小田又会期待这个问题能得到怎样的解决呢？

晓璋：因为她生气了，肯定也是希望有人来打破这个僵局吧，我觉得她可能会希望是阿旺，因为她都不怎么想理我。

陈书记：那你试过和阿旺沟通，主动去解决问题吗？根据你的描述，你好像一直都很被动。

晓璋：这倒没有，我不希望阿旺因为我难做。

陈书记：你真是一个重情重义的人。我现在想让你思考一下，假如让你在他们两个之间选一个，跟他们说说你现在的难处，你会选哪个？你觉得你们聊完之后会有什么样的结果？（使用假如问句。）

晓璋：还是会选阿旺吧。聊完我觉得可能阿旺会告诉小田他心中的想法？可能会这样吧，也有可能把关系闹僵。我就很害怕会这样。所以迟迟没有去解决。

陈书记：你害怕会因此把你们的关系闹僵，这是你不愿意看到的。我想知道，你害怕的成分里，是否有包括你的愧疚在？比如说你自己觉得自己在这件事情上也有做得不好的地方?

晓璋: 并没有,所以才更加委屈。为什么我要做卡在中间的那个人?真是太难过了,我决定还是试试跟他们说清楚,我觉得还是大家沟通上的问题吧,我一直有这个问题,然后他们也没有想着要去解决。

陈书记: 我明白你的意思了。通过刚刚的谈话,你觉得现在的你和谈话前的你有什么不同吗?(交互反馈。)

晓璋: 我现在的想法轻松多了,之前一直不知道应该要怎么去做,其实自己也是模模糊糊有想法的,但是就是下不了决定,不知道哪样的处理方式会好一些。现在有一个比较明确的方向吧,我也意识到自己的沟通有很明显的不足,还是要跟朋友们多多交流,他们才知道我的想法。还是非常感谢书记的帮助!

案例点评

解铃还须系铃人,在人际关系的处理上,只有当事人最清楚状况,知道哪种处理方式是更适合自己的。来访者只身一人来到现在的城市,一心只想认真工作,尽早适应环境,但却没有意识到与同事之间的相处沟通也是很重要的。沟通是一种重要的品质,这往往也是当代许多年轻人所欠缺的。来访者与同事发生矛盾后,并没有第一时间积极解决,以致影响了自己的工作状态。

本次教练,心理教练给来访者提供了一个情感宣泄的窗口,让她将心中的不快发泄出来。心理教练首先尝试与来访者建立亲和,并解释教练过程的保密性,保护来访者的隐私权是心理教练的义务,这也有助于为来访者建立一个安全的教练环境。在教练过程中,心理教练主要使用了换位思考、假设提问和交互反馈等心理教练技术工具,协助来访者改变自己是唯一"受害者"的不合理信念,并且积极地展望未来,凝聚正性力量,寻求问题解决的有效方法。

4. 读那么多书有什么用呢?

案例背景

小杨是清华毕业的一名硕士研究生,毕业后进入南网系统工作,目前在某供电所任职,入职第一年,小杨更多的是接受各类培训和安全操作规定学习,直至第二年才被分配到供电所工作。在所里的工作中，小杨更多的是管理客户的用电，贴催费单、收电费，工作实在是枯燥无聊。小杨觉得自己被大材小用了，渐渐失去工作热情和工作信心，情绪低落。

教练过程

章主管：假如我们今天的谈话是有效的，你会留意到哪些不同呢？（达成共识。）

小杨：首先是情绪上的一个变化吧，我现在的这个情绪，对我的工作造成一些不好的影响，我自己也很难受……

章主管：嗯嗯，我明白了。就是一步一步来，先解决情绪上的问题，才能够对后面的实际工作有帮助，对吗？

小杨：是的。

章主管：现在你的情绪是一个怎样的状态呢？可以跟我详细地描述一下吗？（使用具体化技术。）

小杨：同事都会调侃，连我们清华的高才生都在基层做苦力了，我们有什么好委屈的……

章主管：听了这样的话，你心里是什么样的感受？会埋怨同事吗？

小杨：倒也不会，我知道他们是开玩笑的，但是我心里还是会不舒服。

章主管：这是为什么呢？

小杨：因为他们说的确实是实话，我研究生投入了很多的精力做研究，也是希望将来工作时能够用上，但是现在呢，我觉得我这三年的功夫都白花了……读那么多书有什么用呢？

章主管：你的意思是，自己这三年所学的知识完全没有用？

小杨（思考）：也不是这么说，只是放在现在的工作上没有什么用。现在的工作也没有什么技术含量，更多的是应付客户，然后检修电路什么的。可能刚接触时会有一些新鲜感吧，但是日子久了，新鲜感消失了，就变得很枯燥，没有挑战性。我不喜欢这样的生活，也很害怕……

章主管：看得出来你是一个有追求的人。你说害怕，是害怕什么呢？可以具体说说吗？（使用具体化技术。）

小杨：就是在这样一个体制内，你不去努力，也不会把你炒掉，但是这样日子很容易就过成了一事无成、混吃等死的感觉。这是我现在不想要的，我还是希望自己能够奋斗出一些成果，也不确定再混多几年，自己会不会变成那个样子，这是我不希望看到的。还有就是我大学的同学们，他们会怎么看我呢？每次和他们聊到工作，我都尽量敷衍过去，他们肯定会嘲笑我啊，堂堂清华研究生，却把自己禁锢在这个小小的天地里，一点出息都没有……

章主管：我了解到你的想法了。但同时我又想知道，你是为何会选择这里呢？

小杨：也是考虑了比较多的因素吧。当初想着自己学电气类专业，到广东电网公司上班最适合不过了，可以为祖国的事业奉献自己一份力量，也可以服务人民，是蛮有意义的工作。父母也是很支持，毕竟是国企，稳定，听上去又体面。

章主管：也是综合了自己的意愿和父母的期待。

小杨：是的，当初是觉得这样的选择两全其美。

章主管：身边的朋友又是怎么看待的呢？（使用关系问句。）

小杨：我们几个朋友吧，有的自己创业了，有的进了外企，也有的跟我一样进国企，也是供电局这里，但是我们分配到的地方不一样。大家聚会时会聊聊工作，我很羡慕他们很有干劲，很有奔头，不像我，做什么都束手束脚。

章主管：他们对你是什么一个评价呢？你可以回想一下朋友对你有些什么评价吗？

小杨：他们说过我比较能吃苦、有耐心、做事谨慎、肯钻研，差不多是这些吧。他们也有说我一些缺点，就是比较温吞，反应有时会慢半拍吧，总的来说是一个比较老实的人。

章主管：看到大家对你的印象是比较好的呀。是会互相支持那种朋友吗？

小杨：是啊，我们认识都差不多十年了，虽然不在同一个学校读书，但是沟通都很紧密，找工作时也是互相鼓励，分享信息，帮对方分析各自适合什么样的工作。

章主管：所以分析的结果是你比较适合现在这样的工作吗？

小杨：就比较适合稳定的、有需要谨慎和技术的工作，供电局就比较适合我，那时候是这样分析的。

章主管：所以现在……？是觉得完全没有突破口吗？

小杨：我知道广东电网有研究院嘛，自己也希望往那个方向努努力，往研究方面靠近。但是没有这么简单，要考评，要竞争。需要有比较全的规划才行。

章主管：是的，规划是重要的，所以你愿不愿意回去想想要怎么规划，然后我们下次再约时间交流一下？

小杨：好啊，我也想听听您的意见。

案例点评

即便是名校毕业的员工，按照规定，新入职后都要从基层开始做起。来访者作为清华毕业的应届生，本以为进入电网公司后可以大展身手，学以致用，然而却要面对基层枯燥反复的工作，难免会产生心理落差。面对同事的调侃，来访者也为自己将来的发展感到担忧，同时也担心同学朋友会因此瞧不起自己。研究表明，消极情绪会对员工的工作积极性造成负面影响。

面对来访者的消极态度和不合理信念，心理教练在开启本次谈话之时，与来访者就谈话的目标达成共识，为后期谈话的进行确定了方向。在谈话过程中，心理教练两次运用具体化技术，有助于了解来访者真实和具体的想法。在本次教练中，心理教练还使用了关系问句，从来访者身边的资源入手，结合来访者对自己的期待和他人对自己的看法，有助于来访者在自己想做的和他人的期待之间取得平衡，重新明确自己的定位和职业方向，改变好友会看轻自己这一错误认知，进而重建信心。

5. 我是一个不被重视，没有用的老员工

案例背景

老元已过不惑之年，明天就是他的生日了，他即将又年长一岁。这对老元来说并不是一件开心的事。部门最近的业绩较为一般，他已经花了很多精力，但仍无法有所提高，他感到十分苦恼。身边的年轻员工越来越多，老元的危机感越来越强烈，虽说公司不会辞退员工，但老元总感觉领导似乎更重视他们，这让老元感到非常不舒服。最近因为工作上的事情，老元和领导吵了一架，情绪上一直很糟糕。

教练过程

老元：我现在已经不生气了，没什么好生气的，他说是我的问题就是我的问题，反正我现在是一个不被重视的老员工，没有什么用处，他就可以随意地否定掉我的工作！

石主管：您先别激动，我们坐下来好好说。我们可以发泄一时的气话，但是事后还是要解决问题的，对吧。在我们这里，您就可以随心说出自己的不满，然后我们冷静下来一起去探讨问题解决的方法，好吗？（建立亲和，不对其情绪进行评价。）

老元：唉……小石啊，你是不知道他有多过分，说话都能出尔反尔，还当什么主管，一点信用都没有！

石主管：听您这么说，确实是主管有不对的地方。但是一直生气并不是解决问题的方法，您说是吧。

老元：你说得也对，我也不是不讲道理的人。说实在的，我现在也没有很想升职了，被这么一搞，什么情绪都没有了。

石主管：您的意思是，目前您已经没有晋升的欲望了，那么目前您有什么困扰吗？也就是说，通过本次的教练，您想达到一个什么样的状态，什么目的？（达成共识。）

老元：实话说，我现在很有危机感，你看看，现在公司里年轻人越来越多，他们的想法、技术，这些都比我们老员工有创意、有优势，而且他们更有活力更有冲劲呀。我现在更多的是有心无力，精力跟不上现在的工作负荷，你说说我现在应该怎么办？这也是我们老员工现在普遍担心的一个问题。我们不是不愿意干活，只是我们学得确实没有年轻人快。

石主管：学得没年轻人快是指？（反向提问。）

老元：现在上班普遍都用电脑办公呀，excel、ppt这些办公软件用得最多了，基本的一些操作我是会的，但是会慢，而且更高级的操作呢，还是年轻人比较在行，所以他们干起活也比我们这些老员工快。他们学习能力确实强，这是不可否认的。

石主管：有没有一些例外呢？就是说老员工比年轻员工有优势的地方。（使用例外问句。）

老元（思考了一下）：老员工在经验上的优势年轻员工就比不了。

石主管：除此之外呢，还有没有其他的优势之处？

老元：人脉啊！干营销的，人脉是很重要的，和客户的关系是很重要，而且像我刚刚说的经验的问题，我们在与客户的沟通上掌握更多的技巧，有些可以教给新员工，但是有的只有自己做久了，有经验了，才能够领悟的。有时候年龄就是一种说服力，你站在那里，别人就觉得你很稳重，是值得信任的合作伙伴。

石主管：嗯嗯，看来我们营销的也是一门需要钻研的学问。我们年轻员工和老员工都各有各的优势和长处，您觉得我说得对吗？（心理教练分享对谈话的理解。）

老元：没错。大家都有自己的优点和缺点，只有年轻的员工，公司也不能稳固地发展，可能需要有老员工起到一个带头、带领的作用。

石主管：您总结得很好，我也相信您知道自己的优势所在。

老元：但是我觉得老员工渐渐都会被新员工替代。

石主管：这是您真正担忧的问题。

老元：没有错，我现在就像是老员工的一个代表吧，我们对此都有一定的担忧。

石主管：其实我们年纪相仿，我就比您小个五六岁，所以我很能体会您现在患得患失的心情。（与来访者进行共情。）

老元：对，就是很不稳定的感觉，没有什么安全感。

石主管：对您来说安全感的意义是什么？

老元：其实我们都老了，不可能像年轻时那样什么都去拼，可以很潇洒地去追寻自己的梦想什么的，只想安安稳稳的，能够养家糊口，有一份稳定的收入来源。说实话，我们身上背负的压力很大，要照顾老父亲老母亲，还有妻子儿女要养，虽然说我爱人也有一份稳定的收入，但是我们两个也是勉勉强强能撑起这个家，万一有一个人倒下了，这个家就会变得很困难。所以我的安全感，就是说我的这个家能够稳定不倒，而且我希望的更好的情况是，即便我爱人有一天不干了，我一个人也有能力养起这个家。

石主管：大丈夫修身、齐家、治国、平天下，这句话放在现在看起来还是很适用的。我觉得您还是一个很有担当的人，是年轻人的榜样呀！

案例点评

处于中年期的来访者，无论心理或生理上，都出现了比较明显的变化，随着年龄的增长，精力大不如前，面对工作总是感觉身心疲惫。然而身旁的年轻员工却充满干劲，精力充沛。通过比较产生的不平衡使来访者感到很有压力，危机感日益增强，而安全感逐渐丧失，他在谈话中不断透露被年轻人取代的担忧。消极的情绪和巨大的工作压力影响了来访者的情绪管理能力，这也严重影响了他与领导的关系，继而导致争吵的发生。因此，在本次教练中，心理教练的任务便是帮助来访者学会接纳自己，明确自身优势，重建信心。

在教练的一开始，来访者的情绪是比较激动的，心理教练十分耐心地安抚来访者，不对其情绪进行评价以达到建立亲和的目的，使其感受到心理教练的真诚友善与理解。来访者情绪渐渐平和下来，正式开启对话，从确立本次谈话目标入手，引导来访者说出自己担忧的问题。在本次教练中，心理教练使用的提问方法包括反向提问和例外提问两种，协助来访者深入探索自己的内心世界，发掘自身优势，从而明确自己定位，提高自信心。同时，心理教练还使用了分享和共情两种技巧，推进谈话的进行。

6. 对公司的规范和要求感到不满

案例背景

阿桓从大专毕业后就进入某供电局工作，一干就是18年。阿桓的技术很好，总能高效地完成工作任务，但令主管头疼的是，阿桓总不按规范操作，稍微不小心就会伤害自己和他人。主管多次提醒他工作要规范操作，注意安全，他总是敷衍了事。安监部赵科长了解这一情况，决定运用自己所学知识，与阿桓进行一场教练式的谈话。

教练过程

赵科长：感谢您同意与我开展这次谈话，我非常希望我们两个都能从这次谈话中得到收获。（建立亲和。）

阿桓：好啊好啊，正好休息一下不用做事。我也知道您要找我聊什么啦，安全问题嘛。我懂得啦。

赵科长：没错，我们今天就来聊聊安全问题。黄工也是我们公司的老员工了，我相信您对公司的规章制度都是比较熟悉的，所以我比较好奇的就是为什么这些规矩你都明白，却不能把它们落到实处呢？

阿桓（挠挠头）：明白是明白，但是你看，我都工作这么久了，每次都是这样做，哪次有出现问题呢？

赵科长：真的一次都没有出现过问题吗？或者有差点发生意外的时候吗？（使用例外问句。）

阿桓：这个嘛……在户外工作，多多少少会有一些安全隐患的。之前在山里检修电线的时候，就有很多虫子，有些就很毒，咬到你手臂都肿起来，火辣辣地疼，这个就很难防护，因为虫子可以从小小的衣缝爬进去。

赵科长：这样听起来您似乎是被这些虫子咬过。

阿桓：是，但是没有耽误工作啊，我还是顺利地完成了工作，然后再去治疗的。

赵科长：所以在您看来，只要工作可以顺利进行，受一点小伤没有关系，是这样吗？

阿桓：倒也不是，我觉得公司不都是这样吗，都是看你工作完成的结果，过程怎么样，谁管呢？大家的指标都是一样的，谁管你工作过程的风险系数有多高，你说是不是这样。

赵科长：就是在您的意识里，觉得公司要求你们安全操作，也只是做做样子，一点帮助都没有。（心理教练分享对谈话的理解。）

阿桓：对啊，你看，搞那么多宣传讲座，贴那么多展板，还不是要给领导们看吗？我觉得对一线的员工来说，这些长长的标语什么的，对我们的工作没有保障，没有用处呀。

赵科长：原来您是这样理解的……看来我们也应该好好反思自己的工作，我一直觉得监管人员和一线员工之间的沟通很缺乏，今天也是找到一个突破口，能够和您好好沟通一下。

阿桓：我也跟您有一说一吧，我是觉得很多的措施都不是很合理。你说，按照规定，在操作配电箱时必须有两个员工在场，但是局里又规定，停电的话必须在一个小时以内恢复供电，那大半夜停电也只能安排家住得近的员工去操作，哪有时间等来第二个人呢？你说这样设置合理吗？

赵科长：这反映出我们服务市民与保障员工安全之间出现了一些矛盾的地方。既想要保证市民的日常生活不受影响，又想要保障员工的安全。

阿桓：我知道这些制度设置的出发点是好的，但是呢，在这些制度推出的时候，是不是应该充分考虑一下合理性呢？它会不会跟其他的规章制度相冲突？

赵科长：我感受到你是生气的，在这一件事上。我想尝试去理解一下你的情绪，其实你知道安全保护是重要的，但是呢，部分制度设置的不合理性让你觉得局里做的都是表面功夫，反而给你们的工作增添了不少麻烦与不方便，所以你打心里有一些不满意的情绪在，有点像叛逆的青少年，越叫你做什么，你越不愿意去做。（与来访者进行共情。）

阿桓：对，我就是不满意，所以在这些事情上，我也不想让他们满意，但是他们似乎没有意识到自己也是有问题的，只会一直叫我按规范操作，只会说说。

赵科长：不按规范操作是你无声的反抗，那有没有进行一些实质性上的沟通呢？比如说提出你的意见之类的。

阿桓：说了他们会听吗？

赵科长：但不说的话他们会知道吗？说与不说相比较，你觉得哪个是更有效的方式呢？麻烦您一定要做出比较。

阿桓：一定要比的话应该是说吧，起码他们会知道我的想法。

赵科长：看来你发现了一个问题，就是大家目前不清楚你的想法。

阿桓：对。

赵科长：那我们想一想，之所以现在局里面或者是班组里面关于安全操作的规定不是很合理，是因为你没有向他们反映自己的意见，所以到现在为止，很多规定和操作都浮于表面。但假如你说出自己的想法，也许就有可能改变现状，会制定一些更实用的安全操作规范，真的能做好保障员工安全的工作。（使用倒推法。）

阿桓：可能你这个想法也是对的。我一直都在钻牛角尖，所以也没有真正地去思考问题解决的方法。我回去会认真想想你说过的话。

赵科长：好的，如果你有新的想法，欢迎随时和我沟通。我想知道假如本次教练对你是有帮助的，你会觉察自己身上的哪些变化呢？（交互反馈。）

阿桓：就是学会去和上级反映自己的意见吧，而不是一直钻牛角尖，然后又跟他们对着干，这样其实对我自己也不好。

案例点评

来访者从事的一线工作具有一定的危险性，因此公司在员工的安全操作上制定了比较多的规矩，并大力宣传安全操作知识。来访者对公司的一些做法感到不满，认为公司只关注员工的工作成果，而并不是真心地关心他们的安全，于是他总是表现出毫不在意的样子，并多次违反安全操作规定，以此来表达自己的不满。

在教练过程中，心理教练通过例外问句，找到本次谈话的突破口，了解到来访者之所以不愿遵守规章制度的原因，也使用了分享和共情的方法促进双方的关系，推动谈话的进行。为了引导来访者向前看，走出目前的困境，心理教练使用了倒推的方法协助来访者通过努力改变现状。最后，通过交互反馈，心理教练可得知来访者在教练过程中得到了哪些收获，心态发生了什么样的改变。

7. 我觉得我的努力没有价值

案例背景

小林毕业于某985高校电力学院电气工程及其自动化系，目前在一家知名国企工作。在基层班组工作三年多，他一直在争取晋升机会，希望能够得到领导的重用，拥有光明的前程。然而，现实总是事与愿违，小林的晋升申请总是失败，而身边的几位交好的同事已纷纷成功竞聘上岗，这使他产生巨大的心理落差。自己是不是真的很差呢？他时常这样想。失落的情绪已对他的工作造成了消极的影响，蔡班长看到小林工作上的不专心，决定与他开展一场教练式的谈话。

教练过程

小林：我不知道我该怎么做了，好像努力都没有用……

蔡班长：可以跟我详细地说说吗？（使用具体化技术。）

小林：我很担心，也不是很清楚，自己是不是没有什么能力。我想着说好好表现，起码两年能升职吧。可是一直都轮不到我，好像我一直都比不过别人一样……

蔡班长：嗯，所以你担心的问题是自己一直没有得到岗位上的晋升，觉得很害怕很惶恐，有些否定自己，是这样吗？（心理教练分享对谈话的理解。）

小林：没有错，就是觉得自己很差劲……

蔡班长：这是你自己觉得自己很差劲，那可以说说别人的看法吗？你知道别人对你的评价吗？

小林：让我想一想……在班组里，老师傅都挺喜欢我的，因为干活快，就动手能力比较强吧，我从小就很喜欢做手工。我也好几个月被评为"班组之星"。

蔡班长：这个"班组之星"可是根据客观指标来评的，只有四项指标都达标的员工才有机会参与评比，所以能被评上的员工可是相当有实力的。

小林：唉，可是这又有什么用呢？领导也看不到我在班组里的努力，升职的机会总是别人的。

蔡班长：你似乎把升职看得十分重要。

小林：谁不想升职呢？晋升上去后工资水平就不一样了，福利待遇也不一样了。再怎么说我也是名校出来的，是不愿意一辈子都待在基层的。不说别人，我自己也会瞧不起自己的。

蔡班长：你的意思是，在基层工作，似乎并不符合你名牌大学出生的身份，只有到例如管理层，才能让你更有成就感、收获感，我这样理解可以吗？

小林（思考了一会儿）：一半一半吧，我是觉得升职是对我能力的一种肯定，这是很正常的认知吧，有能力的人，才可能有晋升的机会呀，这是受到认可的表现。那么没有晋升，就是领导不认可我的工作嘛，这个理解是不是对的？

蔡班长：我认为在这件事情上每个人都会有自己的理解，譬如你认为晋升是被认可的一种表现，那我也可以认为受到表扬、夸赞也是肯定员工的一种有效表现。

小林：但是我觉得这都是一些比较虚的东西，我还是希望得到一些实质上的肯定，表扬这些话谁都可以说。

蔡班长：如果要你从1到10分打个分，10分代表最理想的状态，你觉得你现在处于几分的一个状态？

小林：6分吧，勉强及格。就是日子勉强过得去，但也就是这样而已。

蔡班长：你觉得需要怎么做才能够再进一分？（使用评量问句。）

小林：可能是得到一些实质上的奖励吧，就不是口头上的表扬之类的，比如说奖金呀，或者一些荣誉称号，反正是一些能够帮助我晋升的东西。

蔡班长：我了解到了，我们最终的目的还是要获得岗位上的晋升。

小林：没有错，能晋升就可以打9分了。

蔡班长：那我们换个角度来看待这一问题。我想知道你身边的晋升的同事，都是到什么岗位上任职呢？

小林：小周去了安监，做监管工作，然后小刘去了工会，跟着做党建工作。虽然他们也不是相关部门的负责人，但是总会慢慢晋升上去的吧，我猜。他们两个工作都很尽责。

蔡班长：这两个岗位确实挺适合他们的，你认为呢？

小林：是的，小周做事很细致，在班组时严格按照规范操作，是比较适合做安监工作的。小刘在大学时一直也担任他们专业支部书记的工作，所以做党建工作也很适合她。

蔡班长：嗯嗯，你都很清楚他人的优点，我很想知道，你觉得你的优势之处在哪呢？（采取not-knowing的立场，表达对来访者的好奇和兴趣。）

小林：刚刚也说过了，我的动手能力比较强，我从小就喜欢做一些可能需要进行复杂操作的工作，能及时地看到我做得怎么样，比较有成就感，所以大学学了这个专业，也是比较需要动手能力的，然后我做事情也比较谨慎吧，因为害怕出错。这是我能想到的。

蔡班长：嗯，动手能力强，做事谨慎。你也是比较清楚自己优势的。那么，小刘和小周去的这两个岗位你觉得适合你吗？

小林：并不是很合适，尤其是党建工作，我也不是很了解。

蔡班长：每个人都有自己擅长的工作，公司也会根据他们的长处将他们分配到不同的岗位，你认为呢？

小林：是，这是正确的做法，还是要根据人才分配岗位，这对公司和对员工都是有帮助的。我之前没有仔细考虑过这个，可能如果那时我拿到这个晋升的名额，工作起来也不会很开心吧。当初申请时也没有考虑这么多，看来还是要做好我的职业规划，不能盲目想着晋升就是好的呀。

蔡班长：清楚自己的职业目标是很重要的，毕竟我们大半辈子都是在工作岗位上度过的。我想知道，你对自己的职业发展有没有一个目标呢？

小林：在和您谈话之前吧，我就是觉得要晋升，但是现在我发现，好像只想着晋升并不对，要适合自己才是好的。目前吧，我知道我自己擅长什么，但是您说具体的规划，我还不能够很确定，我需要多一些时间去思考。

蔡班长：想清楚是好事，那我们下次再约谈话的时候，你可以跟我分享一下你的规划吗？

小林：好的，今天真是谢谢您！

案例点评

由于迟迟得不到岗位晋升，来访者认为自己的努力是没有价值的，不管怎么做都不被领导重视，进而对自己产生了错误的归因，认为自己不够优秀。同时他也很担心未来会一直在基层工作，因此逐渐丧失工作热情。在本次教练中，心理教练首先要消除员工的不安全感，并协助他对竞争上岗失败进行正确归因，从而再次激发其工作热情，恢复信心。此外，心理教练作为来访者所在班组的班长，对各员工的工作状态有一定的了解，能够觉察到状态异常的员工，及时采取有效的措施协助员工解决问题，这也是企业培养内部心理教练的动因之一。

在教练过程中，心理教练首先使用具体化技术和分享技巧，明确来访者内心的担忧。通过评量问句，了解来访者目前的状态，同时提问需要如何做才能再得一分，将来访者的愿景转变为可量化的标准。心理教练对来访者保持一种好奇的、not-knowing的态度，使来访者感受到心理教练对他的兴趣，感受到自己是受重视的，有助于来访者自由地展开谈话。

8. 我倾向于把精力都放在工作上

案例背景

小焕在一家国企工作，工作上总是很积极，主管十分认可他的工作，总是把任务最重、最繁琐的工作交给他。小焕也乐此不疲，兢兢业业地完成这些工作。值班期间需要24小时待在值班室里，小焕也一直保持紧张的工作状态，生怕自己松懈下来。父母原本从不干涉他的工作，现在也常常抱怨他周末也在工作，休息时整天闷在家里睡大觉，不出去玩，也不谈对象。在这次心理教练系统培训中，郑科长了解到小焕的状况，意识到问题的严重性，便邀请他来到心理教练辅导室。

教练过程

小焕：科长，我觉得我工作上没有什么问题，虽然很忙，但是总体上工作还是蛮开心的，挺有成就感的。

郑科长：嗯嗯，我也跟你们班组长了解过情况，他跟我夸你一个人能干两三个人的活，看得出你非常有能力，也真的很用心在工作。

小焕：谢谢。我们班组今年也挺忙的，建国70周年嘛，所有工作都要很谨慎，供电上也不能有严重的失误，班长也是多次叮咛嘱咐。现在工作负荷比较大，有些有家庭的员工可能很难有精力承担，有时我也会帮他们顶一下班，能者多劳嘛，趁我现在还是单身人士，不需要照顾家庭，就多多工作吧，也挺充实的。

郑科长：那你工作量这么大，休假的时间能够保证吗？

小焕：休假也就那么几天吧，也不可能给你休大半个月这样子。肯定是比不上加班的时间的。

郑科长：那你体能跟得上吗？

小焕：还好吧，身体上是累的，但是精神上是充实的。虽然现在有新员工进来，但是他们也还干不来技术性的活，只能陪着一起巡线什么的，主要工作还是得我们这些熟练工人来干。

郑科长：局里有你这样的员工真是幸运，不仅超额完成工作，还不要回报。只是我很好奇，你这样的状态能坚持多久？

小焕：我觉得还行吧！现在还年轻，趁年轻就多拼一拼。班长觉得我另外两名同事能力一般般，还是希望我可以多干点活。

郑科长：我感受到你对这份工作充满了热情，每天上班都很充实，工作上也收获了不少成就感。我想知道你的父母是不是给予了你很多的支持？（挖掘来访者现有资源。）

小焕：我平时不跟父母一起住，因为经常要加班嘛，我就申请了住宿舍。父母从小就不太干涉我，我想做什么他们基本上都是支持的。只是最近他们会抱怨我怎么不找对象啊，不要节假日周末都在工作啊什么的。但是我基本上也就听过就算了，还是继续做我的事情。我还是比较倾向于把这几年的精力都放在工作上吧，丰富自己的经历，还能为人民服务嘛。

郑科长：看得出来你真的很希望把这份工作做好，很卖力。我想知道你如何保持工作上的新鲜感？

小焕：保持新鲜感？工作也要保持新鲜感吗？

郑科长：你了解职业倦怠吗？

小焕：听说过，但是不是很了解，大概的意思就是工作久了会没有激情吧。

郑科长：没错，人们对新鲜事物的认识是有一个过程的。刚开始会不适应，过一段时间适应后，我们会顺利上手，慢慢找到成就感，因此会投入更多的精力和时间去突破去创新。再过一段时间呢，我们已对这个事物十分熟悉。拿工作举个例子，你完全上手后，所有流程和操作都了然于心，从工作中也很难再获得成就感，想要进一步有所突破也变得很难，我们的热情会慢慢消退，会感到疲惫。（解释，运用心理学的理论，为来访者描述职业倦怠。）

小焕：我似乎没有考虑过这个问题。

郑科长：你觉得你现在处于哪个时期呢？

小焕：应该是你所说的第二个时期吧。工作都上手了，我也在努力做得更好。

郑科长：那你觉得第三个时期什么时候会到来呢？

小焕：我也不是很清楚。就是吧，被科长您这么一说，我觉得我可能再过几年就不想过这样的生活了，我希望有些不一样，希望提升自己的能力，希望有更多自己的时间照顾自己和家人，或者说可能到时有家庭了，也希望能够兼顾家庭吧。

郑科长：针对这一目标，到目前为止，你已经采取了哪些措施和努力呢，取得了什么成效？（work问句，引导来访者对自己的行动进行分析。）

小焕：其实我觉得，要有更多的时间照顾家庭的话，在岗位上自己要有一个突破吧，到了更高的位置，才可能更自由地协调自己的时间。但是我现在的学历还不够高，现在公司里好多研究生，所以我觉得我也需要再读个书，拿到更高的学历学位，才能实现这个目标，但是目前我也只是想想，还没有采取具体的行动。找对象也是一样的，我知道这件事很重要，但是自己也一直没有一个安排。

郑科长：如果让你给工作、读研究生、找对象这三件事情排个序，你觉得哪个在前，哪个在后呢？（要求来访者对重要事件进行排序。）

小焕：我觉得读研究生在工作前面吧，关乎我以后的职业发展。找对象也挺重要的，这是一辈子的事情，但我觉得缘分还是很重要的，不能强求，也在工作前面吧，但和继续升学还不能分出前后，至少对于现在的我来说。

郑科长：嗯嗯，每个人都有自己的价值追求，听从内心就好。那你现在在这些事情上时间精力的分配是怎样的？

小焕：我似乎一直把自己的精力都放在工作上了，根本就没有想着去提升自己和交友。为什么我一直都没有察觉这个问题呢？真是糟糕！我要回去重新计划一下我的时间，把不上班的时间尽量空出来，不再随意答应帮同事顶班，把这些时间用来学习和交友……

郑科长：我觉得你不用着急在我这里做计划，你需要回去认真思考。然后我们再约定下次教练的时间。

案例点评

本案例中的来访者作为职场新人，热爱工作，积极努力，在班长眼里是一名优秀的员工。据他的描述，自己是一个特别好说话的人，上级给了什么任务，他从来不会拒绝。班长的肯定促使来访者不断通过超额完成任务的方式获得上级的认可。来访者的问题在于缺乏一个清晰的职业发展规划，而是一直在不断地输出，没有吸收新的东西，学习新的知识。长此以往，来访者很容易出现职业倦怠问题。

在教练过程中，心理教练通过挖掘来访者的现有资源，了解到他从父母身上获得了比较多的支持，因此才能够在工作上投入比较多的资源。面对来访者全心投入工作而缺乏及时提升自我的行为，心理教练为其解释了职业倦怠的成因，让他了解职业倦怠带来的危害。运用work问句，引导来访者对自己的行动进行分析，并要求来访者对重要的三个事件排序，来访者在思考过程中意识到自己目前的问题所在，这有助于他制定一个明确的发展规划。

9. 现在的我什么都不会，帮不上大家的忙

案例背景

万工是公司部门的老员工，近期他遇到一些烦恼。随着科技的不断进步，公司在技术上也不断进行改革，自己原先熟练的一套技术已经用不上了。这两年通过竞争上岗来到部门的年轻员工基本上都是高等院校的技术人才。年轻人在新技术的学习和运用上总是比老员工快，导致大部分工作都是年轻员工完成的。万工感到很担忧，虽然是在体制内工作，不担心会被公司炒掉，但在工作中自己好像一直在拖后腿，像一个没有用的人，他感到力不从心。

教练过程

邓主管：万工您好，请问我今天有什么可以帮到您？我会尽力，希望我们一起努力解决问题！（建立亲和。）

万工：谢谢。其实也不是什么大问题，只是作为老员工，我觉得自己好像一无是处，现在在部门里，好像什么都不会，经常帮不上大家的忙。所以想跟你聊一聊，看看有什么解决的方法没有，他们不是说，心理教练可以帮助我们员工发掘潜能解决问题嘛。

邓主管：明白。在这里我先澄清一下，我们这个项目不是给一些直接的建议或指导，而通过和来访者共同努力，共同发掘解决问题的突破口。我想知道，在我们今天这个谈话结束之前，您怎么能够知道这次谈话是对您有帮助的呢？（对教练技术进行澄清，并且与来访者对教练目标达成共识。）

万工：就是希望能够重新找到自己的价值吧，不希望自己在部门什么都帮不

ZHIXUN · XIANGBAN
QIYE XINLI JIAOLIAN SHIJIAN ANLI

上忙，这样子时间久了，大家也会有意见的，我们部门也是比较忙的，想要自己也是一个有用的人吧。

邓主管：您说自己什么都不会，这指的是哪方面呢？我相信公司安排您到现在这个部门肯定是有原因的。（使用具体化技术。）

万工：现在部门使用了很多高科技的东西，其实我除了基本的电脑操作之外，很多软件都不怎么会用，那年轻人学习起来就很快呀，加上他们也有相关基础。所以这些工作都给他们做了，相比较之下呢，我就像办公室里的一名闲人……我也怕那些小年轻时间久了会有意见，影响部门和谐。

邓主管：我们老员工考虑事情还是比较周全的。想知道您现在在部门都负责些什么样的工作呢？

万工（思考）：我目前主要的工作就是班组业务的巡查吧，看看员工的操作是不是规范的，还有最后的工作成果达不达标。这些都是很重要的，做不好的话可能会危及到人身安全。

邓主管：看来这个工作也是很重要的呀！年轻员工也会跟着一起吗？

万工：有时会跟着去吧。一线工作的环境没有办公室好嘛，小年轻还是不太适应。但还是要带着他们去熟悉业务，我之前是在基线工作的，也认识了很多基线员工，开展工作上也更加方便，自己对那里的工作也比较了解。所以部门新员工到基线巡查基本上刚开始都是我带着去，熟悉之后他们就可以自己去了。

邓主管：那您就是部门里的老师傅呀。您看您，既有一线工作经验，人缘又好，这对在基层的业务巡查有很大的帮助呢，您看大家是不是很配合您的工作？

万工：以理服人嘛，我也是基层出来的。别的我不敢说，但是在基层的技术操作上，我还是很有经验的，发现不对的地方可以给他们一些指导。

邓主管：我想公司除了需要高科技方面的人才，也需要像您这样的，有一线工作经验的老员工。据了解，基层员工也反映有些巡查小组是实实在在地给他们指出不足的地方并且指导他们如何去改进，而有的就是到现场指指点点，不仅没有给出实质性的建议，还耽误大家的工作。

万工：（指指点点）这真的是要不得的。

邓主管：现在想麻烦您给自己觉察到的价值感打一个分，满分是10分的话，没有谈话前是多少分，现在是多少分？（使用评量问句。）

万工：之前的话3、4分吧，通过刚刚的谈话发现自己还是有点用的，那就6分吧。

邓主管：6分，那还是有很大的提高空间，您还想在哪些方面有所改进呢？

万工：就像我刚开始所说的吧，其实我还是想学习那些新的技术，也为部门分担一些工作。

邓主管：我觉得这是一件好事，活到老学到老。那您在这方面有什么计划吗？

万工：这些技术刚开始使用的时候，是有专业的人员来教我们是怎么操作的，但是很多都很复杂，他们就只教了一遍，我当时也没有马上记下来。

邓主管：别说您了，有些新技术的使用我也是学习了很多遍才学会的。只能说现在科技日新月异，我们想要跟上，只有保持不断地去学，去实践，急不得。

万工：是啊，我觉得我是有点着急了，一两遍还是没办法学会的，小年轻们还可以，呵呵。我想了想，可能我在学习方法上有问题，我应该从最简单的开始学起，然后先帮助他们一点点。

邓主管：我相信大家都会把你的努力看在眼里。

案例点评

在本案例中，来访者是一名资深的老员工，他曾是班组里技术最好的员工，动手能力强，为班组每一年指标的完成做出很大的贡献，这是他最骄傲的地方。公司认可他的工作，也将他提拔到安全监管部门。技术的不断发展限制了他在部门工作上的表现。他想跟上年轻人的步伐，但碍于学习速度和能力的限制，一直没办法取得明显的进步。为此，来访者觉得自己耽误了部门的工作，失去了工作的价值感。

在教练过程中，心理教练首先为来访者澄清了教练的过程不是直接为其提供建议，而是协助来访者发掘解决问题的突破口。在与来访者建立亲和关系后，心理教练与来访者目的达成了共识。通过具体化技术的使用，心理教练对来访者目前的担忧有了一定的了解。心理教练运用评量问句，要求来访者对谈话前后察觉到的价值感打分，使来访者觉察到自己内心发生的变化。心理教练在谈话过程中也对来访者进行了赞美和共情，一方面拉近了与来访者的距离，另一方面也有助于提升来访者的工作价值感。

10. 面对批评，我选择退缩

案例背景

天奇在基层班组工作有4年多的时间了，平时也不大爱说话，但工作上十分刻苦。有一次，因操作上的失误，天奇被班长当众批评了一顿，自那天起，天奇就变得整天无精打采，原本话不多的他更加沉默寡言了。好友小关非常担心他再这样下去会在工作上出差错，便推荐他寻找心理教练的帮助。

教练过程

（通过前面的谈话，发现天奇喜欢做木工，并且做得很好。）

李主管：有机会我一定要跟你学学，我也喜欢这些敲敲打打的活儿，可以专心地做一样东西，什么都不去想。

天奇：是的，就可以暂时忘记一些烦恼吧。

李主管：听你这么说，是最近有烦心的事情？方便跟我聊聊吗？我们这个谈话过程都是保密，你可以放心大胆地说，吐吐苦水，就当我们聊聊天。

天奇：就……那天工作上有个小失误，班长看到了就当着所有人的面前骂了我一顿，我觉得他看我不顺眼。我现在在班组里就很紧张，害怕班长，怕他骂我，我不说话了，他就不会注意到我了。

李主管：你觉得班长是影响你工作的一个很重要的原因？

天奇：我不清楚……

李主管：我们来试着想一下，假如你所在的班组，不是目前这个班长管理班组，或者他的脾气变得很好，你觉得你在工作上会有什么表现呢？（使用假如问句。）

天奇：现在鼓励成果创新嘛，公司也会给一些奖励，我其实挺想参加的。班组里也有很多研究生，他们在这方面有很多想法，了解前沿的一些技术，那我动手能力是比较强的，我就可以负责实践的部分。

李主管：嗯嗯，现在公司正需要大家的创新活力，你有这个想法我觉得很好。还有其他的吗？我们今天就畅想未来。

天奇：还有就是我觉得我们班组的工作流程可以改变一下。现在每次到一线前都要填好多报单，一填就要填老半天，还要申请，实际上我们干活的时间，还比不上等流程审批的时间呢。我觉得这个方面是可以改善一下。现在手机不是很方便吗？就让员工在一些手机软件上填一填，系统通过就好了，大家工作起来也很方便。当然啦我也就是提出一个小建议，我们这些小员工话语权还是很小的……

李主管：我觉得你说的这些是有价值的，我们很多工作流程是真的需要优化的。毕竟公司大，会有很多繁文缛节，但是可以慢慢改进，这一点我会记录下来，到时上级收集基层意见时，我会一齐报上去的，这个也是匿名的，你放心。

天奇：谢谢主管。

李主管：你刚刚说的都是基于现在的工作，我们要展望未来嘛，你对自己将来的工作有什么规划吗？（展望未来。）

天奇：大家都会想着要晋升吧。我也在想，但是我好像没有什么比得过别人的。

李主管：你可以具体说说你的计划。（使用具体化技术。）

天奇：我想自己还要多磨练一下吧，多跟老前辈学习点经验，也想去其他岗位学习一下。下个月不是有个轮岗的机会吗？我想去，但是我不知道我能不能拿下这个名额。

李主管：根据我的解读，前面你所说的，都是可以自己控制的，是吧？至于争取轮岗名额，不试试怎么知道呢？即便是失败了，对你会造成损失吗？

天奇：嗯嗯，好像就是最后这件事是我没有办法自己控制的，其他的只要努力我都可以达到。失败了，就留在现在的岗位，这样说是没有任何损失啦。

李主管：嗯嗯，我想再问你一个问题，你回想一下刚刚你所说的这些计划、建议，班组长会对此造成任何影响吗？

天奇（稍做思考）：好像是没有，班长在或不在，都不会影响这些计划的开展。

李主管：其实在我们这个谈话过程中，我发现你是一个很有想法的人，不是只会默默做事，会去思考怎么做能够改善现状，这一点我很欣赏，希望你以后也可以给我们多多提建议。你觉得你还需要预约下次教练的时间吗？大概什么时间比较好呢？

天奇：谢谢您的肯定和帮助。我觉得这次谈话后感觉很好，也想再跟您聊一聊，我觉得下周这个时间也不错。（交互反馈。）

案例点评

由于来访者本身性格自卑，面对工作中的困境，天奇不是主动地去解决，而是将自己封闭起来，试图麻痹自己。为开启他的心扉，心理教练从来访者的生活日常开启对话，让天奇感受到心理教练的亲近，建立亲和（由于篇幅限制，这一部分不做呈现）。心理教练抓住了来访者喜欢做木工的特点，发现他其实是一个严谨认真的人，也引他说出烦恼。

在后面的教练过程中，来访者根据假设的情景展开想象，假设班长不在这个班组，自己会有怎样的表现，通过这个过程，来访者意识到班长并不是阻碍自己工作成效的原因。随后心理教练也引导他展望未来并使用具体化技术，凝聚来访者的正性力量，使其对自己的未来有一个比较清晰的规划。在谈话的结束之际，心理教练与来访者通过交互反馈，相互表达在教练过程中的一些收获。心理教练表达了对来访者的肯定和赞美，来访者也反映了自己在教练过程中有所收获。

11. 因为压力大，我会忍不住地想玩手机游戏

案例背景

大飞是营销部的员工，相比于部门其他的新员工，大飞工作一直很卖力，前两个月不仅顺利完成业绩指标，还帮助其他两位同事完成任务，可谓是一个热心肠的小伙子。但近期，他沉迷在一款热门的手机游戏中无法自拔，晚上下班经常玩到深夜，不仅严重影响工作质量，还给其他同事造成了困扰。在同事的劝说下，大飞预约了公司的心理教练，寻求帮助。

教练过程

大飞：我知道这样一直玩游戏不好，但是我就是忍不住的，上班时脑子里会一直在想它，下班就立马掏出手机打开游戏。

郑主管：你能意识到这是一个问题，也有助于你做出改变。

大飞：唉，有什么用呢？我都不知道该如何做。

郑主管：我会尽自己最大的努力去帮助你，但是你也要相应地付出努力，这

样我们成功的可能性才会更大。可以吗？

大飞：试试吧。

郑主管：你起初是为什么会玩起游戏呢？一种消遣的手段？

大飞：就是解解闷吧，放松一下，每天上班压力也挺大的。每天下班回宿舍后，也没有什么事干，这款游戏最近很火，朋友圈都一直在发，我想着玩一玩，说不定可以跟其他同事有点共同语言什么的。

郑主管：玩游戏解闷是没有什么问题的，我有时也会玩点小游戏放松一下，就是把握一个度对吧。这个度把握好了，既可以放松，又可以娱乐。说到娱乐，你平时还有其他的消遣方式吗？

大飞（不好意思地挠挠头）：睡觉，我除了打游戏，最喜欢的就是睡觉。

郑主管：这些都是一个人做的事情。平时会和其他同事交流呀，打打羽毛球什么的吗？

大飞：比较少……我比较不知道要怎么跟别人交流，就是很怕冷场，就会很尴尬。

郑主管：理解。另外你谈到目前上班压力很大。据我所了解，你刚入职时都能顺利地完成指标，为何还有如此大的压力呢？

大飞：刚开始的指标要求没有现在这么高了，今年的指标更严格了，大家压力都很大，而且我都还没有一个稳定的客户来源，要怎么完成这个指标呢，没办法的。

郑主管：在你们部门，指标没有完成会怎样？我的意思是主管领导会扣你们工资呀，还是会批评你们呢？

大飞：这倒还没有。主管也知道这个指标设置很不合理，所以他也只要求我们交付额达标就可以了。这确实不是一个硬性的指标，是我一直在钻牛角尖……

郑主管：我们现在给自己心情的轻松程度评个分，10分代表最不轻松的状态，你给你进来前和我们刚刚那段谈话结束后分别打个分。（使用评量问句。）

大飞：没谈话前9分吧，跟您聊了聊之后大概是7分的样子。

郑主管：嗯，我了解到了，7分还是一个比较高的分数。那我们现在对问题已经有一个大致的探索了。现在就是想知道，你希望达到一个什么样的目标呢？也就是说通过我们的一起努力，你希望达到一个什么样的状态呢？（通过一系列问题，帮助来访者找到自己真正期望的目标。）

大飞：就是希望自己调整好心态吧，不要因为一些无法控制的事情就影响了心情，导致压力很大，另外我也希望找到其他可以调节压力的方式，把网瘾戒掉。

郑主管：总结来说就是两个目标，一是调整心态，二是改变自己的行为习惯，对吧。

大飞：是的。

郑主管：我觉得这个是一个循序渐进的过程。你看有些家长都要把自己的孩子送到"强制戒网瘾中心"去了，当然你放心，我们是不会把你送到那里去的，这是一个反例。就是想跟你说明，只要我们有希望，就不要放弃，要懂得去利用我们身边的一些资源解决问题，自己才是解决自己问题的专家。你能理解我所说的吗？

大飞：明白的。有很多方法可以解决问题，今天不行，明天再试，反正就是不要放弃。

郑主管：是的。我想知道你有没有为了达到这些目标做过努力？是否取得一些进步？没有的话原因又是什么呢？（让来访者对现状进行分析。）

大飞：其实我之前也只是想想，并没有真的去做些什么。缺乏勇气吧，我不确定自己能不能做到，做不到的话我会对自己失望吧。也缺乏一个计划吧，之前没有想那么多，是同事说让我来跟您聊一下，看看您能不能帮到我。

郑主管：你刚刚谈到同事，所以你是通过同事介绍这个渠道才会来到这里寻求帮助。听上去你的同事非常关心你，你也比较信任他们，是吗？

大飞：是的。虽然我平时话不多，不怎么跟他们交流，但是我们部门的同事都很好，很热心，其实我知道身边的同事都挺关心我的。像小温，刚来的时候我帮她完成了当时的指标，她也一直很感谢我，现在我遇到问题了，她也想帮我。

郑主管：是的，大家都很关心你。既然你说之前没有什么计划，那我们现在一起努力想办法来做一个初步的计划。你想象一下，如果你比现在更有精神一些，不再那么沉迷手机，你会做些什么尝试呢？（制定方案。）

大飞：我觉得……我会换种解压的方式吧，我可能会去做些运动什么的，先做一些独自能做的运动，比如说跑步、健身之类的。运动时不会去想那么多事情，也不会想着手机游戏，这是比较健康的解压方式吧，运动后整个人都会精神一些。这是我目前能够想到的吧，其他的还没有想好。

郑主管：不着急，我们可以慢慢来，这次没有想好，可以回去想清楚后我们再来讨论。在这里我给你布置一个作业吧，你回去列一个计划表，把你的计划详细列下来，可以寻求别人的帮助，但是要尽可能详细，可以吗？

大飞：好的。

郑主管：你觉得谁应该知道你的计划呢？（协助来访者发现身边资源，激发其采取行动的热情。）

大飞：舍友和同事吧。一方面舍友可以监督一下我，另一方面同事很关心我，我也想让他们看到我是在改变的。

案例点评

在本案例中，来访者是一个网络成瘾的员工，他长时间依赖于网络，借以逃避现实的工作，严重影响了他的工作和生活。心理教练认真倾听了来访者的烦恼，了解到了根本问题是来访者无法排解工作上的压力。考虑到是年轻员工，直接批评教育会引起反感，心理教练应采取较为缓和的方式，帮助来访者正视问题，积极解决。通过开导，心理教练也告知他现在的工作是没有死任务的，不需要将自己逼得太紧，进而减少他内心的负担。心理教练给来访者布置的作业，目的在于使他认真去思考自己身边可以利用的资源，提高他做出改变的积极性。

在本次教练过程中，心理教练采用了GROW模型，协助来访者确定目标、分析现状、选择方案并激发其采取行动的热情。GROW模型协助来访者找到自己真正期望的目标，对面临的现状进行分析，使来访者看到更多的可能性，开启思路探索问题解决的方案，最后进行总结时，教练或更多采用激励的方式激发来访者充满热情地去解决问题。同时，心理教练还使用了评量问句，协助来访者觉察谈话前后自身心态上的变化，有助于谈话的进行。

12. 要怎么与比我学历高的同事竞争

案例背景

小路是一名退伍军人，退伍后进入专科院校学习，毕业后成为某供电所的一名基线员工。刚来的时候，小路充满干劲，每天都是最早到岗，干活非常勤快，从不拖拖拉拉。但工作三年了，除了岗级提了2级，小路看不到适合自己晋升的途径。渐渐的，他在工作上越来越散漫，越来越不上心。

教练过程

李班长：我还是喜欢原来充满朝气、每天都很阳光的你。

小路：班长，我觉得现在没什么意思，每天都重复一样的工作，领导看不到我们基层的工作，一巡查就抽那些小细节来讲，我觉得工作很没有成就感。

李班长：你说的成就感指的是什么呢？（使用具体化技术。）

小路：我是需要被肯定的，但是领导们似乎都看不到我们努力工作的成果，只会说哪里做得不好。还有我觉得我工作没有盼头，我现在还有什么盼头呢？我就个高中学历，在现在的社会上，大家都是看学历的，我就只能一直在基线上当个基线工人，有什么出息呢？身边的同事，不是大学生，就是研究生，我怎么跟他们比呢？

李班长：跟他们相比，你没有任何优点吗？你是怎么认为的？

小路：我们这类性质的工作，就是服务老百姓，做着默默无闻的事情，跟我原先当兵时一样。我想改变一下。

李班长：真的没有受到过肯定吗？你仔细回忆一下，有没有一些被你忽略的，被上级夸奖的时候？（使用例外问句。）

小路（沉默）：去年基建一个项目，监察组来巡视的时候正好看到我在操作，领导有说我干得挺好的，还拍了拍我的肩膀，当时就有种被信任的感觉，觉得更有动力了。

李班长：就是有种精神上的鼓励对吧？

小路：嗯，对。

李班长：你觉得自己有什么优点是值得被肯定的呢？

小路：就是身体比别人好吧，爬得快。更能吃苦一些咯。

李班长：我记得我们那次一起在洞穴里施工，里面的环境又黑又不通风，吃喝拉撒都在里面，我们一待就是两三天。你也不叫苦，一直默默做着。我想表达的意思是，作为班长，我能看到你身上的很多优点。（列举事实，对来访者表示赞美。）

小路：唉，总结起来不就是吃苦耐劳嘛。但这对我职业发展有什么用处呢？现在不都要看学历，我大学都没读过，领导肯定看不上我。

李班长：按你这么说，专科学历的人，在我们单位都没有任何发展前途吗？你是从哪里听取的这个消息呢？

小路：倒也没有，就是我个人得出的一个结论，我觉得大家现在都很看重学历，很多岗位的晋升，学业都是硬指标啊，要什么硕士研究生、本科生以上的。也不是说专科毕业在我们单位就没有晋升空间，只是它比较难、机会比较少，我觉得我也竞争不过人家。

李班长：根据我们所说的，你是可以发现自身的一些优点，在有些地方你是做得比其他员工更好一些的，是吗？

小路：但这些优点跟学历比起来，一点用处都没有……

李班长：那你是不是在用自己的想法去揣摩他人的想法呢，是你个人觉得这个学历它很重要，所以认为身边的人都以它为标准去判断一个人？

小路：因为我自己没有，所以我觉得挺自卑的，我是把学历看得挺重要的现在，也蛮后悔当初为什么不读个大学什么的，把自己变得更优秀一些。

李班长：变优秀的途径有挺多的，除了你刚刚所说的，读个大学，做点学术上的进展外，还有什么方式让我们变得优秀吗？（探索更多的方案选择。）

小路：我觉得我们基线员工，技术方面还是很重要的，谁技术好，就听谁的。峰哥就很厉害，什么都会，而且做得很好，大家都对他心服口服。这让我想到周杰伦，我也不知道为什么会这样，一开始大家都看不上他，觉得他长得一般，吐字又不清楚。但是人家通过自己才华，证明了自己是优秀的。所以我觉得技术还是很重要的。现在还强调"工匠精神"，一辈子只专心做一件事情，我觉得这些人也很优秀，我非常佩服他们。

李班长：听你这么说，似乎是找到了学习的榜样。

小路：找到点目标吧，我想成为像峰哥一样的人，受到组里大家的认可，我的技术要是最熟练、最好的。有了个盼头吧。

李班长：这是一件好事。那接下来，我们一起来制定一下接下来我们应该怎么做，来达到这个目标吧！（激励来访者制定计划，采取行动。）

案例点评

本案例中的来访者高中毕业后就参军了，当了五年的兵，退伍念完书能够到供电所工作，一开始他是很高兴的。但时间久了，来访者慢慢发现自己跟身边其他本科、硕士出生的同事有很大的差距。自己很多的技术不懂，英文也不好，他看不到自己发展的前景，因此失去了奋斗的动力。

心理教练作为来访者的班长，为协助来访者走出困境，综合运用教练技术，聚焦于问题，使用具体化技术，进一步探索来访者缺乏成就感的具体原因。例外问句的使用可帮助来访者针对性地去回忆过往曾经被肯定的情形，使来访者意识到自己也有被肯定、被鼓励的时候。在教练过程中，心理教练协助来访者探索更多可选择的方案，使其看到更多选择的可能性，这些探索都需要前面的围绕目标的谈话做铺垫，以扩展来访者的思路。心理教练为鼓励来访者采取行动改变现状，也使用了一些鼓舞、赞美的语言肯定来访者，给予他精神上的支持。

通过不断的提问，协助小路去发掘自己平日工作中的优点，同时使用例外问句，使小路意识到自己也有被肯定、被鼓励的时候，从而增强其自信心，更加客观地去看待自己，发掘可进步的空间，制定合理的目标。

13. 面对新的工作环境和任务，我失去了控制感

案例背景

大鹏今年通过竞聘上岗，来到了省公司里工作，公司环境好，并且他有更大的发展空间，原先的同事都很羡慕他。然而享受这些优渥条件的同时，大鹏背负着巨大的工作压力。大鹏所在的部门设置了较为严格的考核制度，主管在每次部门例会上都会批评表现不达标的员工。由于工作压力大，部门氛围很紧张，大家都专注于自己的工作任务，很少与他人交流。因此即便有工作上的问题，大鹏也不敢去请教其他同事，为此出了不少差错，大鹏感到很挫败。

教练过程

大鹏：我也不敢跟部门负责人说这些，只好找您诉诉苦，我也没有什么特别的目的，就是希望公司里有人能够听听我的心声，让我吐槽一下。我觉得我在这里是渺小的，控制不住任何东西的感觉。

杨主管：感觉你承受了很多的压力，即便你自己花了很大的力气，都没有办法去解决的那种。

大鹏：是的，制度这些东西，我这种小员工怎么可能改变呢。

杨主管：你可以具体说说吗？我们这里的交流都是保密的，我也会尽自己最大的努力去帮助你，但是能不能成功解决或缓解目前的困境，还是要靠你自己，

你明白我的意思吗？（使用具体化技术。）

大鹏：这个我知道的，发挥主观能动性嘛。其实说来说去，就是我们主管每次例会上都会批评他觉得表现不好的员工。这给大家增加了一个很大的压力，每天工作都要想着会被主管当着大家的面批评，真的很难受，可能是我还没有适应这边的关系。

杨主管：你是一个聪明的人，有自己的想法，这也是我们选择你的一个主要原因。我也相信你可以胜任现在这一份工作。你一定也尝试了一些方法去适应，有没有一些是比较有效的方法呢？结果如何？（对目前的现状进行分析。）

大鹏（思考了一会儿）：我是试了一些方法的，比如自己调整心态什么的，毕竟我们现在这个岗位也是希望员工来了之后马上就可以干活，不会给你那么多的时间去适应工作。我觉得最有帮助的还是同事给你一些工作上的建议吧。他们可以帮助你少走一些弯路，虽然说新员工不像应届生那样，但是面对新的工作环境和任务，还是会有要去探索的地方，如果这时候有人帮你就很好了，可以省去很多试误的时间。

杨主管：是的，刚来的时候有老员工的帮助确实有助于工作和心理上的适应。

大鹏：可是很多的时候，大家是很少会去交流的，都忙于自己的工作，这似乎也不利于部门长久的发展。

杨主管：大家缺乏沟通交流阻碍了你解决这个问题。你考虑得也非常周全，看起来你有一些自己的想法，我对此感到很好奇，你可以跟我说说吗？（对来访者保持好奇，使其感受到心理教练对他是有兴趣的。）

大鹏：就是说，我觉得我们部门要有一个可以交流的平台，而不是大家都各自顾各的，只管自己是否能完成指标，是否领先于别人。有竞争是好事，但是盲目的竞争，却没有合作，这是要不得的。

杨主管：大家在合作相互帮助，取长补短，可能会学习到更多的东西。

大鹏：对的，我觉得工作，除了输出，还要吸收。那么吸收的一个比较好的方法，就是从同事的做事方式、方法中吸收，可以促进彼此成长。

杨主管：我明白你的意思，但要如何实现呢？你有什么计划？（选择问题解决的方案。）

大鹏（苦笑了一下）：我还是一个小员工，这些都是我自己亲身体会之后的一些看法想法，我并没有权力做出改变，只有负责人可以。

杨主管：假设一下你跟部门主管交流了这个想法，最好和最糟的情况会是怎样的？（使用假如问句。）

大鹏：最好的情况就是主管或者负责人可以制定一个合理的制度，帮助部门员工共同成长咯，这也有助于员工应付越来越多的工作量。那最糟糕的就是被他又当着大家的面臭骂一顿，不好好工作净想这些没用的东西。

杨主管：哈哈哈，想到这样的画面觉得有些有趣。被骂一顿对你来说会是一种损失吗？

大鹏：不会。虽然我会觉得有点丢脸，但是部门里几乎所有的同事都被他骂过了，如果我们部门的情况能有所改善，那我再被骂一次也没关系的。

杨主管：听上去似乎没有什么损失。那是不是可以尝试一下？

大鹏：我觉得也是，希望可以改变现在这个状况，大家多点交流的平台，压力可能没有这么大。

案例点评

来访者所在的公司主要通过竞争上岗的方式晋升，员工来了立马就要投入工作状态，没有适应的阶段，工作节奏紧张。因此，即便来访者有一定的工作能力，在如此高强度的工作负荷下还是有些不适应。

在教练过程，心理教练使用具体化技术，引导来访者澄清困扰自己的问题。随后引导来访者对目前的现状进行分析，表现出对来访者的兴趣，以此激发来访者说出更多自己的想法。在本案例中，来访者并没有探索出更多解决问题的方法，因此，心理教练提出了假如问句，引导来访者展望未来，假设可能发生的结果，预期最好和最差的情况，来访者认识到即便是最糟糕的情况，也不会对自己造成过大的损失，因此也下定决心做出尝试。

14. 我要怎么面对态度恶劣的顾客

案例背景

秉承着"顾客就是上帝"的理念，公司要求服务大厅的员工不准对客户提出任何反驳，要以专业的态度服务顾客。茉茉每天都要应付各式各样的顾客。有时会遇到一些很难缠的顾客，往往要扯半天才能解决问题，严重影响了工作效率和心情。茉茉觉得这样工作下去真的很累，有时候她真的很想甩手走人，但奈何自己也不知道离开了这个岗位后还能做什么，只能一直忍着。

教练过程

张主任：看来你对这次被投诉的处理很不满意，你有什么想跟我聊一聊的吗？

茉茉：我并不觉得我自己做错了，我知道我们的服务理念是"顾客是上帝"，但是各种各样的顾客我们都要礼貌应对吗？我并不觉得是的。

张主任：这是你思想、认知上认为不需要对态度很差的顾客保持礼貌，不需要忍受这类人。但是你在行为上是怎样表现的呢？

茉茉：其实在这里工作两年多了，我真的很努力去对待客人哦，遵守公司的规定。有时候有些顾客没有按时缴费，补缴时就需要额外缴一块钱的手续费，他们有些都不愿意缴，说服不了他们，很多时候都是我们自己贴上去的，这两年我都贴了不少钱了。我觉得我已经在工作上做出了很大的让步了，但是顾客从来就不会去体谅我们这些服务人员。

张主任：从来？你是说所有的顾客都不体谅柜台的员工吗？有例外的情况吗？当这些情况发生时你又有什么样的反应呢？（使用例外问句。）

茉茉：唉，也不是，还是有态度很好的顾客，办完业务会跟我们说"谢谢"，要处理一些比较复杂的手续会跟我们说"不好意思，给你们添麻烦了"，这类顾客我是心甘情愿去服务他们的。只是态度恶劣的顾客给我留下的印象都太深刻、太糟糕了吧。

张主任：也就是说你还是愿意做这一份工作的，但如果没有不好搞的顾客就更好了。

茉茉：是的，能够帮助别人做点事情我还是挺开心的，我平时也是一个比较喜欢跟别人交流的人，现在营业厅的很多爷爷奶奶都是我的熟客，他们每次都乐呵呵地跟我们说话，让我感觉很亲近，每次他们来办业务我都会很高兴地为他们提供帮助。这是我工作成就感的来源。

张主任：明白。如果是面对那种故意刁难的顾客，你又是怎么处理的，让事情没有变得更糟。（使用应对问句。）

茉茉：就是要耐心地跟他们重复很多遍。很多时候其实他们压根都不知道这个业务的流程要怎么办，也不清楚一些相关的规定，一来就说"你给我搞这个那个"，你跟他们讲道理他们就跟你大声反驳，我们就要一直重复地解释，提供解决的方法给他们。实在不行就要叫经理来处理。我那天也是实在忍不下去了，才会露出不好的脸色……经理他们来之前还可以有个心理准备，而我们是要一直面对着顾客，没有一点准备的过程。就是需要比较强的一个情绪管理能力。

张主任：我也去服务大厅看过，有些顾客态度确实糟糕，你们也一直做得很好，面对各种刁钻的要求都能微笑处理。其实当时你们的内心会怎么想？我很好奇。（对来访者表现出好奇。）

茉茉：就在内心里不断地反驳，默默翻了无数个白眼吧估计。

张主任：当我们的行为和想法不一致时，确实会很难受，心理学上有个名词，叫认知失调。就是你目前这种情况，你的行为和你的态度不一致，就会引起不舒服的感觉。

茉茉：确实，心里想的和做出来的不一样，确实会很难受。我也是因此觉得很累，有时想想要不然辞职算了，但是也不知道自己还能找到什么样的工作，所以我到底应该怎么办呢？

张主任：出现认知失调，可以通过改变认知、增加更多一致性的认知、减少自己的选择权，就是说让自己相信之所以做出这样矛盾的行为是因为自己没有选择了，还有就是改变自己的行为。拿戒烟来举例，你明明在戒烟，但是你又抽了一支，为了让我们的认知和行为恢复平衡，你可能会改变戒烟的认知，算了我不戒了；或者你换个思维，吸烟可以使你放松一下，偶尔来一根没关系；又或者说你说服自己只能通过抽烟缓解生活中的压力；还有一种就是把烟丢掉，告诉自己再也不抽了。

茉茉：似乎我要从第二种或第三种方法中选择去解决问题。

张主任：怎么说？（使用具体化技术。）

茉茉：就是说服自己我暂时不能失去这份工作，生活中就是有各种各样的人，我要学会如何去应对他们，大概是这样子吧。

张主任：要如何学习呢？（了解来访者的具体行动。）

茉茉：跟星级服务人员学习吧，跟他们取取经，他们肯定有一些小方法。

张主任：这也是一个好方法，那我们就去尝试一下，你可以把自己心态上、行为上的一些变化记录下来，下次我们可以一起来探讨一下有什么进步的地方。

茉茉：好的，谢谢主任。

案例点评

来访者是一名服务大厅的工作人员，她每天都要保持微笑应对难缠的顾客，导致内心资源损耗严重。来访者并没有找到合适的方法调节工作上的压力，并且她内心并不认可要对所有顾客都保持好的态度的理念，认知和行为上的失调使她难以顺利开展工作。

在本案例中，心理教练保持好奇的心态，使来访者感受到积极的关注，愿意说出更多内心的想法。在所有的提问中，心理教练提出了一些例外问题和应对问题，引导来访者看到工作中比较积极的时候，重拾工作意义。应对问题有助于了解来访者在面临问题困境时使用了哪些应对方法，有利于发掘他们走出困境的小小方法。在本次教练中，心理教练还要求来访者将回答具体化并询问她的具体行动方案，这也有利于来访者对自己的行为有深入的思考。

15. 大家都嫉妒我表现优秀，不愿意和我相处

案例背景

小贺入职一年，工作上的表现一直很好，能干，业务能力强，干活从不拖泥带水，班组长也很看好她，觉得她有很大的发展空间。但令人头疼的是，小贺搞不好与其他同事的关系，她觉得别人都嫉妒她，对她不满。因此也经常因为小的事情与同事发生冲突。这已经严重影响了班组的工作。

教练过程

小贺：我觉得他们都是因为嫉妒我工作能力强、表现太优秀了，这并不是我的错，他们应该自己努力，追上来，而不是只会在背后议论我，处处针对我。

王主管：我们先不要谈论别人应该怎么做，别人怎么思考的我们无法准确把握，应该先从自己的角度出发去思考问题。目前和其他同事搞不好关系是因为自己太过于优秀，你是这样认为的是吗？

小贺：没错。

王主管：有没有例外呢？有没有你认为的一位优秀的同事，他/她与其他同事的关系都很好呢？（使用例外问句。）

小贺（思考了一下）：隔壁班组的小周吧。我觉得他很优秀，不仅业务水平好，而且他的外语也很好，英语德语都说得很溜。这是我想跟他学习的。我也请教过他怎么说一口流利的口语呀，他也给了我很多的意见。我觉得他就是一个很

棒的人，既优秀，待人也特别有耐心。

王主管：那看起来也不是优秀的人就处理不好人际关系对吧？你觉得人缘好的人都有哪些特质呢？

小贺：就是要有耐心，不要有那么多心眼，别人找你帮忙时你愿意去帮她，不要瞧不起人，大概是这样子吧，我就想到这么多。

王主管：嗯，你列出了一、二、三、四点，一共四点。我们说真心话，我们的谈话也没有任何的批判性，你觉得你有没有做到你所说的这些呢？（小贺沉默）

王主管：如果让你从10到1打分，10分代表最理想的状态，1分则相反，你现在处在几分的状态？（使用评量问句。）

小贺：5分吧。跟您聊了一下，我觉得我还是存在蛮多问题的……

王主管：现在我要你仔细想一下，在部门里，你处得最不好的一位同事是谁。你不用告诉我，就自己先选出来。选好了吗？

小贺：好了。

王主管：然后现在要你再去思考一下，这位同事，他/她身上有什么优点，或者有什么地方是值得你学习的？你可以说一声。

小贺（思考了半天）：我想不出来……

王主管：怎么说呢？

小贺：我从来都没有去留意部门同事的优点是什么。怎么说，我是一个以自我为中心的人，这个我承认。我更多的会去在乎自己的感受，至于其他人，我比较少将注意力放在别人身上。这可能是我很少能看到其他人优点的原因吧，并不是说别人没有优点，而是我很少会去在乎，我从来不怎么在乎这些东西。

王主管：这些不在乎，导致了什么样的结果呢？

小贺：因为看不到别人的优点，所以很少会去交往，别人也觉得我这个人怎么这么冷漠，我知道他们是这样想的，因为我表现出来的就是这个样子。我会在领导面前表现自己，却从来不说哪个同事做得也很好、也不错，他们也觉得我喜欢当出头鸟，肯定是对我有一些埋怨的。我知道他们都不喜欢我的。

王主管：那如果你的同事们都变了，变得喜欢你了，你会有什么不同吗？（使用关系问句。）

小贺：如果他们喜欢我，就会跟我有多一些交往，这样我也就会更了解他们一些，发现他们身上的更多优点吧。

王主管：你会对和同事搞好关系有所期待吗？

小贺：怎么说，其实只要不搞出那么多的冲突和不满，我怎样都行，真的，但是职场上，搞好人际关系也是很重要的一步，对自己将来的发展也是有利的，所以总的来说，我，我还是想要改善与同事间的关系。

王主管：有了目的，有了动机，下一步就是要计划如何去做了。你觉得应该要怎么做呢？（询问来访者是否有可选择的方案。）

小贺：要怎么做其实我还没有想好，毕竟大家关系不怎么好也持续挺长一段时间了，不是一下子可以改变的，还是得一步一步慢慢来。

王主管：你有什么好的想法吗？你是一个聪明的人。

小贺：改变别人不如先改变自己吧，我知道我是有问题的，只是我不想去改，现在看来是不得不改一改了。

王主管：作出改变其实也是挺难的，需要一些勇气。

小贺：万事开头难，但是迈出一步，也算是小小的成功吧。我会先试着去探索大家的优点，然后再计划下一步吧。

王主管：你是一个很有计划的人。那下次谈话时，你就可以跟我说说，在同事身上都发现了哪些优点。

小贺：好。

案例点评

本案例中的来访者认为身旁的同事都嫉妒自己在工作上的优秀表现，不屑于与他们交往，这样的错误认知导致她与同事频频发生冲突。在本次教练过程中，心理教练使用了几种具有代表性的焦点解决问句，包括例外问句、评量问句和关系问句。心理教练首先使用了例外问句，提问是否存在既优秀又受欢迎的人，使来访者认识到优秀的人同样也可以受到大家的欢迎；评量问句可协助来访者对自己的状态进行评估，是来访者对自身的知觉，这远远重要过心理教练对来访者的评价；在关系问句中，心理教练询问来访者假设同事对她表现出善意，她会做出何种反应，促进其反思解决问题之道。来访者在教练过程发现了问题解决的可能性，心理教练也借机询问她目前是否有问题解决的方案，这也有助于心理教练觉察来访者在教练过程的变化。

16. 我不希望被调到偏远的地方工作

案例背景

　　行之是某供电局的一名基层员工，跟着老员工学习大半年后终于要开始轮岗了。行之得知自己被分派到一个偏远的变电站工作后情绪一直很低落，一方面离家远了，家中的老父亲就无人陪伴了，另一方面自己也不熟悉当地的语言和习俗，突如其来的孤独感让他从心底感到无所适从，他急需摆正心态应对未来的工作。

教练过程

　　行之： 我马上就要去变电站工作了，而且一去就是大半年，我现在很不想走……

　　顾总监： 不想走可能有自己的原因，你可以详细跟我说说你为什么不想走吗？（使用具体化技术。）

　　行之： 原因主要是两个问题。最重要的一个就是我走了父亲就要孤零零一个人住，我会很舍不得他，就算是大学读书时，我也是在隔壁的城市，起码每个月都能回趟家陪陪他。而且他现在也退休了，我不在，他就更孤单了……我感到很亏欠他。

　　顾总监： 明白，大多数不愿出去的员工也是考虑到家庭因素，新员工大部分还没有组建自己的家庭，所以……

　　行之： 我也不是不愿意去，如果能处理好家里的问题，我还是愿意去尝试一下的！

　　顾总监： 那你是否尝试过去处理这个问题呢？比如说，父亲知道你要出去工作了，也知道你要离开大半年吗？

　　行之： 我入职前就跟他说过公司有这个条例，然后下发通知后我也告诉了他我可能很快就要走了。我跟父亲什么都会谈吧，我们之间没有什么秘密，他会给我一些建议让我去参考。

　　顾总监： 那拿这一事件举个例子，父亲给了你什么参考意见吗？

　　行之： 他是鼓励我的。父亲是大学教授，他也比较开放，从小就没有限制我做什么事。他觉得年轻人趁年轻还是要多到外面走走，吃点苦，见见世面，增加一些人生阅历。

顾总监：看出来你父亲是一个很开明的人，他也不担心会影响你的婚姻问题，哈哈哈。

行之：是的，他不催我结婚，只是让我多多和女朋友沟通，不要因为工作而忽略了她。

顾总监：那你倒没有不舍得你女朋友呀，这又是为什么呢？

行之：女朋友是从小一起长大的，就很信任吧，我们之前也是异地了两年的时间，就相当于说有经验了吧。她自己也有自己的工作，有自己的社交圈子，她说我不在她就像放了一个大假。哈哈哈，到时她也会过来看我。

顾总监：那我按我的理解来解释一下，你舍不得父亲是因为你怕外出后父亲没有人照顾，没有人陪伴在他的左右，而不是他反对你出去，这样子解释对吗？

行之：嗯，是的。

顾总监：然而父亲并没有向你表达过他有这些顾虑，对吗？

行之：其实是我担心他多一点，似乎一直都是我离不开他的身边，大学时父亲也一直鼓励我到国外学习看看，是我一直都不愿意去。但是这次我不得不离开他身边了，感觉是第一次离开父亲的庇佑，要独立去长大的小鸟。不知道为什么突然出现这种画面（不好意思地笑了）。

顾总监：你刚刚说，如果能处理好家里的问题，你还是愿意到外面工作的。我想知道，你会尝试怎样处理好这些问题呢？（询问问题解决的方案。）

行之：就像我前面说的，我最担心的是父亲一个人没有人陪伴，如果可以的话，我希望可以帮助他找个老伴，再不济也要有小区里的人可以互相照看一下吧。

顾总监：身边有什么可以利用的资源吗？有没有人可以帮助到你？（聚焦问题，寻找解决问题的资源。）

行之：我姑姑也住在这里，其实我想可不可以让父亲在她那边住一阵子，我们两家的关系挺好的，我父亲过去住还可以帮忙照看一下我侄子。

顾总监：听上去这个方法也可以帮助你解决目前的问题，在实施上会有什么困难吗？（确定阻碍方案实施的因素。）

行之：还没有跟他们沟通过吧，不知道他们同不同意。

顾总监：这是目前阻碍在你面前需要解决的一个问题。

行之：是的，也是马上要解决了，我也很快要到那边报道了……

顾总监：感受到你还是有些不舍的。（与来访者进行共情。）

行之：是，可能是自己心态的问题吧，可能到那边很快就适应了。不尝试一下怎么知道自己可不可以呢？可能没有自己想象中那么糟糕，我可能会工作得很开心，很喜欢那里的风景。

顾总监：你还是比较乐观的，会适时地调整自己的心态。我觉得这样很不错。（对来访者表示赞美。）

行之：谢谢总监。跟您聊了一会儿，我自己也有了一些想法，其实很多时候都是我们自己在瞎担忧，有时候事情并没有我们想象中那么糟糕。其实我也可以借机锻炼一下自己。

顾总监：其实你的担忧也是基于你的孝顺，这一点还是很可贵的。接下来我们是否可以继续聊下一个话题，你的另一点担忧是什么呢？

行之：谢谢总监。另一个也就是我不清楚自己能不能适应那边的生活，我担心……

案例点评

来访者所在部门会将新员工分配到各个地区工作，有些会留在所里干活，然而有些就像来访者一样被分配到比较远的变电站工作。在家庭方面，来访者担忧独自生活的父亲；在心理方面，来访者担心自己无法适应工作所在地区的文化习俗。

面对来访者提出的两大问题，心理教练作为公司的管理人员，给予了来访者一定的空间表达内心的担忧，使用具体化技术，让来访者将目前面临的困境进行分析，有助于心理教练对来访者情况的了解。心理教练相信来访者有解决问题的资源和能力，只是有时他们并不知晓。聚焦于问题，心理教练询问来访者解决问题的方案和资源，并确认阻碍方案实施的因素，协助来访者理清思路，有利于他采取实际的行动。在教练过程中，心理教练对来访者进行共情，并在反馈阶段给予赞美，拉近与来访者的距离，也提高其解决问题的信心。

17. 为什么我做不好基层工作

案例背景

江海今年年初调到基层单位任党支部书记一职。刚来的时候，江海是充满干劲的，工作尽心尽力，上级下发的各种要求、会议精神和管理方法，他都及时传达到各个班组。但是这些工作经常是浮于表面，大家经常是应付性地完成这些工作，队伍也没有很强的向心力和凝聚力。江海感到很纳闷，自己明明把工作都做了，为什么得不到自己想要的结果？

教练过程

江海：我不是很明白，我明明把该做的事都做了，工作上也算是尽心尽力吧，为什么大家好像很不领情的样子呢？是基层员工都这么难管理吗？林书记您也是基层的支部书记，你会遇到像我这样的问题吗？

林书记：家家有本难念的经，团队也是一样的，大家遇到的问题都是不一样的吧。今天的主角是您，我们就专注在您这边的问题上吧，下次再聊聊我这边的。您可以详细地说说您遇到的难题吗？（使用具体化技术。）

江海：我总感觉，我辛辛苦苦地工作，到下面就变成一种形式，你明白我的意思吗，就是很敷衍地完成工作，很浮于表面。我这个支部书记，说得好听是组织的一个领头人，但是实际上呢，也比不上管理他们工作的领导。我只能要求他们做什么什么，做得不好的就批评一下，只要没有什么大的失误，我不能也不会对他们怎么样。唉，只能说思想的工作真不好做。

林书记：确实，思想政治工作的确不好做。但是您也不能说您的工作不重要，书记的工作也是任重而道远的。尤其是在我们基层，基本上都是一线员工，思想工作想要落到实处，需要花费更多的心力，也需要更接地气，所以书记的工作更重要。您有想过，您的工作想达到什么样的目标呢？（目标确定。）

江海：什么样的目标？我希望员工们更加团结，更有向心力，更加认可我们企业的文化，更有精气神，能够落实好领导们的工作。

林书记：我听到您基本上都在表达希望员工怎么做怎么做，更多的是对员工的期待。

江海：是的，我对他们是有比较多的期待。

林书记：期待员工做到这些，您对他们有什么支持吗，这个我很好奇。

江海：这个……

林书记：你似乎不知道要怎么回答这个问题。

江海：我觉得领导让底下的员工干活，是理所应当的。我们也是有发工资，有很好的员工福利，还需要提供更多的东西吗？

林书记：这其实是否有缺乏什么东西呢？你会私底下与员工交流这些问题吗？

江海：找过几个员工，不过都是新员工，他们也不太愿意和我交流，所以我也不知道他们是什么样的一个态度。到底是支持我的工作呢，还是觉得我哪里做得不好。

林书记：所以员工从来没有跟你提出过任何意见建议吗？比如在日常工作中、一些员工会议上。

江海（想了一下）：还是有的，我刚来那会儿，有时候开会时他们会提出一些建议，或者一些自己的需求。像是说希望食堂增添多些菜色、希望可以修改现在的调休制度、希望有更多竞争的机会等，就是也是与他们利益相关的一些诉求吧。

林书记：那这些诉求最后得到解决了吗？

江海：这个问题……有些有，有些没有吧。

林书记：可以说得具体一些吗？

江海：这么说吧，我觉得这些问题都是比较浅显的问题，我的工作是搞好他们的思想工作，我的工作都还没有做好呢，哪有那么多时间精力去做那些呢？

林书记：可在人的需要层次中，生理需要是比较基础的需要，现在的年轻人，已经不是仅仅满足于这个层次的需要了，他们需要更高层次的东西，这个您认可吗？

江海（沉默）：好像也是我过于急功近利，想着早点做出点成绩来……我知道你所说的这个东西。

林书记：我也理解你的想法，我也是过来人。但是基层的工作，还是要一步一步慢慢来。

江海：嗯，我明白了，工作真的是急不得。我一个大老粗，也没有过多地去考虑员工的感受，不知道他们实际上想要的是怎样的一个工作环境，还是没有摸透大家的心呀！

林书记：大家都是一个彼此磨合、彼此适应的过程，现在的主要任务之一就是和员工进行磨合，我们应该庆幸冲突期已经过去了，事情正在朝好的方向发展。

江海：林书记您真是一个乐观的人，我真应该多多向您学习。

林书记：我们可以互相学习，互相促进。您在党建工作上就很有想法，这是我欠缺的，所以我也很高兴有这个机会与您交流，下次就可以跟您取取经了。回到现在您的问题上，您计划下一步要怎么做呢？（方案选择。）

江海：改变自己吧，我要学着去接受员工们的建议，多多倾听他们的心声，及早落实他们的需要。抓住他们的心，我们党建的工作才能更好地开展呀。

林书记：嗯嗯，看来您心里也有了自己的一个想法。您觉得现在还有什么会阻碍您工作的开展呢？（总结。）

江海：怎么说，就是我现在知道自己是有问题的，也知道解决的一个方向，但是呢，我很长时间都是按照原来的工作模式去工作，也不知道采取新的方式后，效果会怎么样，我自己又能坚持多久？

林书记：一种不确定性？

江海：是啊，但是我也会努力去尝试吧，不能因为这样就放弃计划，说不定可以取得很好的效果，尝试一下也没有什么损失。

案例点评

经了解，来访者经常在各种大大小小的会议上提出一堆额外的要求和规矩，很少会去听取员工的心声，员工对此也颇有不满。来访者认为完成自己的工作是最重要的，完成这些工作也是员工的义务，却没有考虑到应当给予员工适时的支持。在心理教练的引导下，来访者也意识到自己目前存在的问题，并积极寻求解决问题的方法。

在本次教练过程中，心理教练使用了GROW模型，通过一系列启发式的问题帮助来访者找到自己期待的目标、目前的现状、可选择的方案和具体行动。

18. 自信心受挫，要如何改善工作状态

案例背景

小米是广东电网下属地市供电局的一名老员工，相比于刚入职的自信与对单位的热爱，长期得不到提拔的小米逐渐丧失了对工作的热情，加之产后肥胖导致的自卑心理，使小米压力倍增，并产生了对工作的倦怠心理。虽然每天按时上下班，表面看上去风平浪静，但小米内心的彷徨和压力达到了高峰，她发现自己再也快乐不起来，她已经无法找到从前的那个怀着满腔热血的、快乐的自我了，现在的她好像掉进了一个深不见底的黑洞里，努力试图爬起来却全身乏力，挣扎了很久，早已身心疲惫。

教练过程

陈主任：咱们聊聊你遇到什么问题？

小米：缺乏动力。对工作和生活造成困扰，时常将工作的烦扰带进家庭生活，造成不必要的矛盾和争吵。

陈主任：这个问题是怎么开始的？

小米：领导对我的工作多次给予肯定，并给予提升的预期，却一直未能实现。

陈主任：这种状况发生有多长时间了？

小米：一两年吧。

心理教练：没能提升这件事对你有怎样的影响呢？你的感受是什么？

小米：我的自信心受到打击，失望、厌倦、抱怨等负能量增多，人际关系不如以前。等待之后的失望，无助感，想有所转变却找不到出口的迷茫。工作上的不愉快导致业余生活和家庭生活连带受累，打不起精神做事。

陈主任：看来提升这件事情对你很重要，它对你的意义是什么？

小米：能力不够，没有价值……

陈主任：你说的是没有提升，我问的是提升。（导入正向描述，探寻动机。）

小米：哦……当然是自己的价值与能力被认可了。

陈主任：那在过去的 1~2 年间，有些别的事情让你感到自己是有价值的吗？（例外问句。）

小米：工作上帮助员工解决一个实际的问题，学会了一项新技能或者尝试一些以前自己不曾尝试的生活方式等。

陈主任：哦？可不可以说得详细点，我非常有兴趣知道。（用具体化技术加以强化。）

小米（脸上露出轻松的表情）：比如说之前和部门的其他几个同事一起报名参加了一个成果创新比赛，我们在一起集思广益，设计出一个新的技术，评上了名次，也拿了奖。

陈主任：我注意到你有了微笑和轻松的表情。（心理教练分享观察到的来访者的表现。）

小米：生活、工作确实也有一些其他有意义的事情，令我感到有价值。

陈主任：如果说，你刚来公司时的状况是10分，最失落无助时是1分，那你现在的状况是几分？

小米：……应该是3分吧。

陈主任：假如做一件有意义的事情，就能让你提高到4分，那件事是什么呢？（评量问句与小一步技术。）

小米：有一件事，我可以去参加岗位技能培训，既可以学习知识，又可以转换思维，还可以促进人际关系，我觉得自己可以去做这件事情。

陈主任：我也认为这是件有意义的事情。

小米：可能还是要多依靠自己来调整心态了。

案例点评

在此案例中，来访者遇到了职业发展导致的心理倦怠，无论是内心的纠结、郁闷、压抑、委屈还是身体上由于产后带来的肥胖等不适，对生活造成比较大的困扰。在职业发展不顺时，来访者找不到宣泄的途径，此时，心理教练及时觉察到并给予她情绪上的支援，让她正确的认识自己的情绪，并做出改变，解决问题。

在教练过程中，面对来访者消极的情绪，心理教练引入正向问句，引导来访者凝聚正性力量，探寻动机。同时，借助于例外问句和具体化技术，引导来访者有意识地想起过往成功的事件，找寻蕴含在其中的解决问题的资源。通过评量问句，来访者用量化的数字来描述现状，又可进而探讨如何推进一小步的行动。

19. 不适应新部门的工作

案例背景

小杨在部门工作表现优异，得到领导的赏识，因此得到了到其他部门轮岗的机会。由于新部门工作节奏快，领导要求严格，小杨初来乍到就犯了不少错误，被领导批评过几次。好不容易调整好自己的工作状态，适应领导的风格后，上级又换了领导，这让小杨又陷入了不适应的怪圈，一方面舍不得先前的领导，另一方面还不习惯新的工作模式，导致近期工作任务完成得不是很好，原本手头上负责的工作也被调整到其他同事那边。小杨一想到现在的处境就觉得工作很辛苦，伤心流泪。

教练过程

刘主任：有什么是我可以帮助你的吗？我们可以一边喝茶一边聊聊。

小杨：我想跟主任您聊点工作上的事情。

刘主任：好的。

小杨：其实过去的这一年，我觉得挺辛苦的，现在想起来都有点想哭。对不起，我可能是比较眼浅的人，比较容易流眼泪。

刘主任：噢，没关系，看得出你是个感情很细腻的女孩。辛苦是因为工作上管现场太累了吗？（建立亲和。）

小杨：不是不是，其实2017年中心集约的时候事情也很多，很忙，但是看着完成集约了，座席团队建起来了，我还是很有成就感的。但是2018年工作其实也没有比2017年更多更难，怎么说呢，但是我却觉得工作氛围不一样了，自己心情有些郁闷，工作情绪不高，就是心累。

刘主任：这样啊，你自己分析过原因吗？

小杨：嗯，我想可能原因是去年部门换了领导，风格不一样了，工作方式切换了一种新的模式，加上工作分工有了一些调整，自己一下子没适应过来吧。

刘主任：以前工作中你经历过相类似的情况吗？

小杨：嗯，有的。但现在这里吧，工作节奏很快，领导要求很高，记得刚来的时候我还被王主任批评过几次呢，说我工作太随意了。比方说，我在群上发言没有用敬语"您"，又或者我没有认真看清楚会议通知的地点。当时主任您还找我谈过话呢。

刘主任：啊，你这么说我有点印象了，好像是有这么回事。但是后来是不是有所改善呢？

小杨：是的，因为被主任批评以后自己注意了很多，更加细心一些。周部长也给了我很多指导意见和帮助。嗯，我觉得我是需要部门领导多些指导和帮助的。

刘主任：确实，领导的指点是很有帮助的。

小杨：所以周部长走了之后我很舍不得，然后这期间几次工作任务完成得不太好，比方说一些文案写得不太符合要求等，自己也觉得挺沮丧、有些无助感。后来有些原本手头上负责的工作也被调整到其他同事那边，我就觉得自己是不是做得很不好，领导是不是放弃我了，感到不被信任，情绪比较低落。曾经也有过，就是说，既然你不让我干我就不管了，有些逃避这样的心态。但即使这样想心里还是难受。

刘主任：嗯嗯，我觉得你是一个清楚的人，知道自己大概有什么问题。我来尝试理解一下，部门工作模式变化，加上工作分工的变化，让你觉得心情郁闷，实际上你是很想努力干好自己的工作，也希望能得到上司多一些指导的，你心里面还是想改变这种状况的。我可以这样理解吗？（心理教练分享对谈话的理解。）

小杨：是的。

刘主任：你觉得你们部门的领导和同事怎么样？（引入正向描述，引导来访者看到自己的进步。）

小杨：我觉得吧，大家都各有优点，也都很强，大家都很年轻，比较好沟通，我觉得我们这一点就比很多机关单位好很多了，我还是挺喜欢我们这个单位的。

刘主任：对呀。我觉得你们部门这个团队实力都很强，每个人都可以独当一面，包括你也是呀。据我了解，在座席小伙伴中你还是很有威信的哦，大家都信服你呀。你觉得自己业务上怎么样呢？（扩大进步的细节。）

小杨：其实我来这里之前一直从事的是客服工作，对热线渠道的运作还是比较熟悉的。在这边参与了集约这个项目，从团队组建到后期的规范管理我都全程参与，也可以对现场管理提出一些改善的意见，我觉得我还是有能力的。

刘主任：嗯，其实你的努力还有工作成果领导们都看在眼里，不然也不会推荐你去参加这次培训，你想想，整个部门只有一个名额。

小杨：我也很珍惜这次机会，听说培训费用还挺高的，我一定要考上证，才能不辜负大家的期待。

刘主任：其实是不是可以这样说，从一开始进入这个团队一直被领导批评，到获得大家的认可，拿到唯一一个参加培训的名额，你一直都是很努力的，也在不断地成长和进步。（对来访者表示赞美。）

小杨：嗯，我也觉得自己是有进步的。

刘主任：那你接下来的计划是什么呢？方便说一下吗？（询问具体行动。）

小杨：首先吧，这次培训一定要拿到认证，才能继续推动我们这个项目。然后还是要把自己心里的郁闷丢掉，全心投入工作中。我想过了，工作内容减少了，其实我可以更专注做好手头跟进的工作，把工作想得更深入和透彻，做出精品来。如果要得到领导的肯定和信任，自己要先把工作做好。

刘主任：这样的想法很好。

案例点评

经分析，来访者出现了对工作环境适应不良的症状。来访者先后面临岗位的变动和上级领导的轮换这两个工作环境上的重大改变，一时无法适应，并出现困惑、迷茫、苦闷、情绪低落、做事注意力不集中等问题。出现这些问题的主要原因是来访者的自信心不足，对自己的评价易受他人影响。因此，本次教练的目的在于协助来访者提升自信心。

在教练的一开始，心理教练尝试与来访者建立亲和，为来访者营造安全的空间，让她自在地表达内心的想法。来访者消极地描述自己的现状，为引导其看到积极的方向，心理教练引入正向描述，引导来访者看到自己在工作上的进步。随后让来访者具体描述自己的进步，以扩大进步的细节。心理教练也适时地赞美来访者，有助于提升她的自信心。随后，通过询问日后具体的行动，心理教练可从来访者的反馈中得知本次教练的效果。

20. 我应该向领导反映工作量大吗？

案例背景

小郑近来感觉工作压力巨大，最近手头上的工作实在是太多了！自己手下员工少，没办法又快又好地完成每一项任务。作为一个对自己要求较高的人，小郑感到十分苦恼。如果跟领导坦诚自己没办法一下子完成这么多任务，领导就会认为自己有畏难情绪，但如果不说，急于完成所有的工作，最后的成果质量就不高。完美主义的她无法接受这种应付性的结果，但奈何又找不到合适的解决方法。

教练过程

戴部长： 最近工作上有什么问题吗？

小郑： 是有些烦心事的，问题倒算不上。

戴部长： 那我们也可以一起来聊一聊。

小郑： 烦心的事就是工作压力太大，因为现在人手少，有时候领导交给的任务又没办法完成，就会很苦恼，很纠结，如果是拼尽全力去做，有时候可能领导不一定满意，这种情况就不知怎么办了。

戴部长：你的意思是工作压力很大，因为领导交办的工作比较多，而你又是一个比较认真负责的人，所以每一项工作您都想做得非常好，能尽善尽美地完成领导交办的任务。但是工作时间又不多，时间比较有限，工作量又很大，所以就比较难完成。你对自己的要求应该也是比较高的，对吧？（心理教练分享对谈话的理解。）

小郑：嗯，是的。如果我跟领导说困难，那么领导就以为我有畏难情绪，但如果我不说的话，我又很为难，因为有时候确实是要急于完成，质量就不高，或者是有一点应付式的，这种就不好了。

戴部长：是的，我觉得在这个过程当中，你是一个严谨认真、考虑周全的人，对待工作会想怎么样去做才能更好更快，你会想一些办法，或者凭自己的经验去判断领导的目的和意图，这会给你带来什么吗？

小郑：我觉得了解领导的意图还是很重要的吧，如果做出的东西和领导的想法有出入，那可能会被打回来重做，这样会花更多的时间。在前期工作上思考策划了，才是提高工作质量比较好的一个前提。

戴部长：那你一般会用什么方法去了解领导的一些想法呢？（现状分析，搜索可利用的资源。）

小郑：各种吧。能直接和领导沟通是最好的方式，但是这也有一定的风险，领导在工作上也是一个思考的过程，有时他最初的想法和最后的不一定是一致的，这时候就需要我们进行更多的沟通呀。但是呢，他们的时间又是很宝贵的，有时并没有那么多精力时间和我说这么多，有时候是有些不耐烦的，所以还是需要我们自己平日里多学习、多提高，能够在领导简单的话里理解他的意思和想法，这也是很困难、很复杂的。

戴部长：是的，也许是存在很多复杂因素影响的，做每一项工作，可能它不仅仅是自己意愿想要把它做好，更多的可能取决于这个事情的复杂性和难度，还要跟横向协同，这也间接可能影响这个事情的进度。那你觉得处理的这么多工作之中，哪一项事情你觉得做得比较好？（引入正向描述，并扩大其细节。）

小郑：嗯，主要是这一类工作，例如领导给一个主意比较明晰的，然后也是熟悉的领域范围内，将身边资源利用起来，很好地去合理使用，这种情况下那个成果很快就会出来，虽然也是很繁琐的工作，但是感觉很有成就感。

戴部长：嗯嗯，我明白了。如果你能很快地明白领导意思，然后通过您自己自身经验和利用一些资源去完成，那工作的事情就能做得又快又好，并且能够达到领导的要求，领导也就比较满意。

小郑：对的，沟通得好还是很重要的吧，尤其是现在有些不太熟悉的业务，就更需要领导的一些指示，不然也是很难办。

戴部长：那说回任务多、手下少的问题，这个问题你尝试去解决过吗？（回到开头，聚焦来访者自己做出改变。）

小郑：就是要调动大家的积极性吧，不能说因为人少就不按时完成工作。我会根据大家的优势和兴趣所在，把手头上的任务分下去，大家做自己比较擅长或喜欢的工作，做起来也会快一些，抱怨也少一些。我也会和大家在一起，他们加班，我也加班，我经常都是最晚走的。这是我目前能够做到的，也算是尽力了吧。但是这样子就好像给领导营造了一个假象，就是我们部门能力很强，可以做很多事情，他不知道我们已经是花费了很大力气了。

戴部长：也就是说他还不是很了解咱们部门的这个情况。假如领导知道了会有什么不一样的变化吗？

小郑：如果领导知道了，那他可能会给我们减轻一些工作压力吧。比如说，有些工作其实是可以放在下一个月开展，但是他着急，就会让我们先做。如果减轻了工作负担，那么大家就不用经常加班，可以用这些时间休息、陪家人，想想都觉得轻松了一些。

戴部长：那经过这么一番想象，对于刚刚我们所提到的话题，你有什么新想法吗？（使用假如问句。）

小郑：我决定了，我还是跟领导坦诚地聊一聊吧，也不仅仅是为了大家的利用，还是要保证工作的品质，这样对于公司的发展才是有益的。

案例点评

沟通是人与人之间思想传递与反馈的桥梁，保持有效的沟通更是保证工作顺利开展的重要条件之一。在本案例中，困扰来访者的问题是她应不应该就工作负荷过大的问题与上级领导反映。来访者认为与领导反映工作负荷大，会使领导认为自己有畏难情绪，工作能力差，但加班加点赶出来的工作质量并不高，手下员工工作也很辛苦，这是她无法忍受的。经过教练，来访者认识到及时与领导反馈沟通，更有利于工作的开展。

在教练中，心理教练与来访者分享了自己倾听后的一些理解，促进其更深入了解自己的处境，获得新的感悟。引导来访者对现状进行分析，也有助于她搜索目前可以利用的资源，认识到与领导保持沟通的作用。随后，心理教练引入正向描述，并引导来访者对此进行较为具体的描述，包括随后假如问句的使用，目的都是在于引导来访者看到希望，凝聚正性力量，借此思考如何解决当下的问题。就来访者提到的任务多、手下少的问题，心理教练也引导来访者说出自己针对这些问题做出的改变，使其意识到问题解决的根本还是需要依靠与领导保持沟通。

21. 我要如何与领导保持沟通？

案例背景

小陈是供电局的一名职员，现在她的主要工作之一就是处理客户单。最近她遇到一些难题，她不清楚自己的业务哪些是应该请示领导、寻求领导的指导与帮助的，哪些是应该靠自己的能力去解决的，如果频繁地请示是否会打扰到领导。她也尝试过提出自己的想法，但发现有时自己的想法和领导的不一致，这使她越来越怀疑自己一个人是否能够正确处理，渐渐地对自己的工作能力产生了怀疑，工作时越来越缩手缩脚。

教练过程

温书记：小陈坐吧，今天来找我是有什么事情吗，我看看能不能帮上你的忙。

小陈：谢谢书记，我最近很焦虑，关于工作上的事情。

温书记：你愿意跟我说说你的事，我感到很高兴。是什么事情让你感到焦虑？可以具体说一下吗？（使用具体化技术。）

小陈：工作上很难做出决定，这让我很焦虑。例如，现在客户的很多单子都集中在我这里处理，我不知道有一些事情是不是该去请示领导，这也令我很为难。要是请示了，会不会请示太多打扰到领导，让她觉得我没有能力处理事情，觉得本来这个岗位我就该去处理这些事情，而不该请领导处理。

温书记：在你的描述中，我看到一个工作上责任心很强的你。那你工作上的焦虑涉及哪些方面呢？（开放式提问，见案例分析讲解。）

小陈：对于哪些问题应该请教，这一点我是疑惑然后焦虑的，还有就领导的想法跟我的想法不一样的时候，我一个人是否能够正确处理，这个也令我感到烦恼和焦虑。

温书记：这怎么说呢？

小陈：例如前天有个投诉，是高压线下有位用户，问可以把线迁走吗？用户觉得电流声音影响他的日常生活，同时也担心有副作用等问题。由于这是属于超高压那边管理，不是我们基层供电局可以回复的，所以我请示了领导。领导建议由我们上一级部门向超高压那边咨询，并请对方向用户回复。我当时也跟我们上级部门联系了，但事情并不顺利，上级部门说超高压是他们的更上一级，事情并不好说。到最后，还是我们的领导去协调的。协调到最后的结果呢，就是超高压部门给出了当初与当地政府签好的协议与条款，我的领导就觉得直接拿这些条款回复用户就好了。但是我觉得这些内部的条款客户根本就不关心呀，他所担心的是线路对他生活造成的影响。所以我觉得应该在回复客户时加上这边专业的联系员，让他给出一个较好的解释，才能使客户信服，消除疑虑。假如我是客户，收到这样不满意的答复，我还是会再次打电话过来投诉，这样一直都没有办法解决问题呀。

温书记：那你现在回复客户了吗？

小陈：还没有。我打算回复之前先跟领导沟通，表达我的想法。

温书记：那我觉得你这个想法很好，也考虑得比较周全。我感到好奇，现在让你感到焦虑的是什么呢？

小陈：在这件事上，我感觉在工作上更加犹豫，原来很多事情想的跟领导想的并不一样，我焦虑的是，要是自己没有请示领导就马上回复，我担心我的回复并不好。

温书记：当你发现你跟领导的想法有出入，你是怎么想的？你怎么看待这种情况？

小陈：我发现我看问题的角度和领导看问题的角度不一样。

温书记：那你有什么感受吗？

小陈：其实我也可以换一个角度思考啦，只是我怕我有时候思考的方向不对。

温书记：那除了领导，你还有跟其他人交流过？身边有没有一些可以利用的资源呢？（开放式提问，同见案例分析。）

小陈：这个……其实部门还有一个同事之前也是做我现在的工作啦，她做了大概是有两年吧，算是有经验的老员工，其实有时候我也有问她这样回复行不行，但是却很少跟她交流更深入的一些东西，看来以后还是要多跟部门的老员工交流交流。其实我们领导人也很好，刚来时她给我指点了很多，其实我可以私下跟她聊一聊我的烦恼，这样也不耽误她的工作。

温书记：还有吗？

小陈：没有了。我觉得我的视野和思维都不太灵活、太局限了。

温书记：那我想请你对自己的工作，包括工作的各种事情的处理及工作态度、开展进度对自己做一个评价。10分是最高分，1分是最低分，你会给自己打一个什么分数？（使用评量问句和一小步技术。）

小陈（思考了一下）：6分吧。我觉得我对工作还是很上心的，也付出了很多，无论如何都应该有一个及格的分数。

温书记：那要是让你多给自己一分，你觉得你是做了什么都能得到这一分呢？

小陈：应该是按照我刚刚自己说的去做了吧。

温书记：那当你做到了这些，你再回头看看，你这7分跟6分有什么不同吗？你有什么感受吗？

小陈：感觉比6分的自己好吧，有些事情去做了，完成了，就不会那么担心了。

温书记：你是说，当你完成这些计划之后，你会不那么焦虑了？

小陈：对的。

案例点评

经分析，导致来访者感到焦虑的主要原因是与主管领导的沟通不佳。从她无法判断什么事情应该请示领导和当自己的想法和领导的想法不一致时应该怎么办可知，来访者和她的上级领导事先并没有就工作注意事项达成一致。在性格上，来访者对自己缺乏信心，一旦出错便对自己的工作能力产生怀疑，这也使得她无法在工作上有比较突出的表现。针对小陈的情况，本次教练过程要引导其提高沟通品质。

在教练中，使用具体化技术，引导来访者对现状进行具体的分析，推进教练的进行。心理教练在本案例中多次使用开放式问句，开放式问句是非诱导性的，不会限制来访者思考的方向和范围。在列举的两个例子中，如果改为"除了对不知是否应该请教领导感到焦虑，你还对哪方面感到焦虑"和"你会跟同事进行沟通交流吗"，这样的问法就限制了来访者回答内容。因此，心理教练应时刻留意当下的提问方式，尽可能多地使用开放式问句。此外，在本次教练过程中，心理教练也使用了评量问句和一小步技术，询问来访者目前分数与推进一小步后的分数，二者进行比较，协助来访者觉察做出改变后的差异。

22. 工作压力令我喘不过气

案例背景

妮妮在供电局工会部门工作，随着政策规范越来越严格，公司对员工和各项工作要求越来越高，员工一方面需要学习更多的知识技能充实自己，另一方面也要提升工作质量，压力已经够大了。但是工作量却没有因此而减少，反而越来越多。除了一些日常工作，妮妮所在的部门还要负责开展调动员工积极性的活动，例如主题歌会、运动比赛、道德讲座等。公司制度的改革使领导对员工工作的跟进变得紧迫，妮妮觉得自己要喘不过气来了。

教练过程

余主任： 我主要是想了解一下，近期在工作过程当中，有没有存在一些比较大的困难，或者是困扰你的问题。

妮妮： 最近工作压力大，有些难以适应。

余主任： 可以详细讲讲吗？（使用具体化技术。）

妮妮： 也是从部门职能调整后开始的。现在公司发展到这个阶段，确实是要做出一些变革，比如说对各项工作要求更加细致，有了更多的规范，质量要求也更高了，相信主任对这一公司这一政策也是非常了解的。

余主任： 嗯嗯，我了解的，真是辛苦大家了。

妮妮： 其实大家都理解的，只是最近的工作强度大，大家都挺有压力的。工作要求提高了，工作量还增加了，可是我们部门人手就只有这么多。我觉得不光是我，大家都挺有压力的，这是最近导致我比较烦恼的原因。

妮妮： 而且现在领导们每件事都会过问，我不是说这样不好，这样跟得比较紧是有利于工作的推进啦，有些问题可以及时地沟通解决。但是无形之中会有更多的压力吧，就是如果没有在承诺的时间内完成任务，压力就很大。

余主任： 就是说，要严格按照时间节点来完成工作就会觉得压力特别大。对吧？

妮妮： 是的，我觉得还是要让大家自我调节一下，尤其是在工作压力比较大的时候。毕竟现在职能合并了，领导对企业宣传和企业文化建设的工作也越来关注。我们要建设文化展馆、举办红歌会、统筹党建宣传工作，还有一些讲座之类的，工作真的越来越多了。

余主任：那职能调整之后这十个月以来，你有没有感觉到在这个集体里面做的某一件事情是让你挺有成就感的？你是怎么做到的？（询问正向改变，并对细节进行描述。）

妮妮：有的，但我觉得倒不是我一个人做的某件事，而是和其他同事或者整个团队共同奋斗的一件事。我觉得就像去年举办的红歌会就让我感触挺深的。我能看到分部的同事们都很努力，劲往一处使的感觉，感受到大家都有集体荣誉感，包括后来其他分部调动过来的同事也给予了很多的支持，我觉得这是一个很好的氛围吧，大家真的融入其中，最后的效果也很好。虽然前期很累，开了很多次协调会，为了把这个工作做得更周到更缜密，我们部门内部也开了几次内部会议。

余主任：嗯，真的，当时结束的时候，在会场我都很想抱抱大家，就是很想拥抱大家，我觉得你们都很棒，完成了一件大事呀！（对来访者表示赞美，增强来访者对正向改变的重视。）

妮妮：后来有人跟我说他们被节目感动哭了，我觉得我们的努力真的没有白费，可以给大家带去那么多感动和动力。

余主任：你一开始预料到这样的结果吗？这个项目的成功带来了什么改变？（回到开头，聚焦于来访者的改变。）

妮妮：其实刚开始可能大家都没有信心，觉得自己从没做过这些，不太专业，但是最后活动的效果是非常好的，起码从现场的反应来说。虽然压力是大的，但是忙完之后自己还是有收获的，比如说组织大型活动的能力提高了很多，现场的调控、应变能力也是有进步，而且会去考虑更多的因素，考虑会更全面一些吧，自己成长了很多。

余主任：很高兴你可以在工作中有所收获。

妮妮：是的，虽然压力大，但还是有所收获，感觉还是值得的吧。

案例点评

经分析，感到来访者压力大有以下两个原因：第一是现在的工作质量要求比较高，第二是领导对各项工作的重视程度、跟进程度都比较紧。这些客观因素是来访者无法改变的，因此需要她去改变自己的心态，站在一定高度上去分析工作压力的两面性，它在一定程度上是可以促进成长的。

心理教练一开始使用了具体化技术，让来访者对自己的现状进行分析，推进教练的进行。在本次教练过程中，心理教练主要使用的技术是EARS教练模型，即通过诱发（Elicit）、扩大（Amplify）、增强（Reinforce）和重新开始（Start again），引导来访者关注自己在工作中的正向改变，以此增强来访者的自信心，调整自己的心态，认识到工作压力的积极一面。

23. 我的付出与回报不成正比

案例背景

小智从入职到现在，认为自己的工作算是做得不错，完成的质量也不差，但他总觉得自己的付出和努力得不到大家的认可。最近的工作量越来越大了，小智感觉自己像是陷入了一个死循环，工作压力大，自己又感觉得不到认可。他变得越来越焦虑，并开始出现了失眠的症状。

教练过程

李书记：接下来我们有一个小时的时间，我希望这次的教练过程能够对你有所帮助，我无法保证任何事情，但我会尽最大的努力，希望你也是。你有什么需要，我们一起来聊一聊好吗？

小智：我想借这个机会跟书记聊聊心里面的一个困惑，一个焦虑。是这么一个情况，主要，是工作带来的、引起的一些担忧，或者说是焦虑。

李书记：担忧？焦虑？二者都有吗？

小智：都有。

李书记：可以具体地说说吗？（具体化、现状分析）

小智：就是我觉得我入职到现在，工作上我自认为算是做得比较多的，而且也不算太差，但是还总是感觉自己得不到认可。工作量越来越大，但是又不被认可，导致我有时候很焦虑，甚至影响到晚上的睡眠，我常常睡不着，或者好不容易睡着了却做梦都是工作的内容。半夜醒来，想到有这么多工作没完成，又焦虑得睡不着。

李书记：你的意思是说，你觉得自己工作多年，工作量一直很大，付出了很多，但是感觉得不到大家的认可，我有一点好奇，你提到了很多次"认可"，这个认可是上级的认可还是同事的认可呢？

小智：主要还是上级的认可吧，我觉得。感觉得不到上级的一个认可，或者肯定，感觉有些迷茫，或者是说压力也比较大些。

李书记：那你希望通过这次的教练达成什么样的目的呢？或者你希望得到什么样的帮助？（目标确定。）

小智：想要整个人的状态稍微调整一点，不好的情绪不要那么多。有时候也不能说是上级不认可，但是可能不是我想要的那种认可方式吧！主要是我觉得，有时上级领导也会说你这个事情做得挺好的，这种可以叫做点赞之类的吧。可是这种认可却好像没有体现到我们的职业生涯之中。可能是因为这样子，我就会觉得是不是上级没有真的认可我，然后我就会觉得焦虑。

李书记：也就是说你觉得自己付出了努力，但是这些努力、成果并没有体现在你想象中的那些地方，例如职业晋升上对吧。

小智：嗯，对。

李书记：在这个岗位上多少时间啦？

小智：我2011年入职的，2013年就到了现在这个岗位，现在还是目前这个岗位，已经有6年的时间了。

李书记：那你觉得你6年以来在这个岗位上有什么变化吗？

小智：有有有！我觉得再各方面的能力上都有所提升吧。

李书记：可以详细地说说吗？（具体化技术，强化正向发现。）

小智：就是说，我刚来办公室的时候吧，其实很多东西都不会做，打个比方吧，我之前文稿经常写不好，被领导批评了很多次，我都还记得，就是我很努力地做了，但是领导就是不满意，那时候压力很大，也对自己的能力产生过怀疑，想过自己是不是不适合这份工作。但是也没有放弃，就从领导不满意的地方，和前辈们写得不错的稿子里不断吸收长处，也有跟同事们请教，现在这些东西我都能写得很好，我觉得没问题了，领导一般也通过了。现在部门内这一部分工作基本上都是由我把关，领导说了只要我觉得好，他就没问题。他也说到做到了，充分表现出对我的信任吧。

李书记：确实，你现在是我们单位的"文案第一把手"，你们领导也经常会向我们夸奖你。（对来访者表示赞美。）

小智：真的吗？我一直都不知道这个事情。

李书记: 是啊，在这方面你确实做得不错。你努力付出了，所以在技能上也得到了很大的提升。

小智: 这是我的收获吧。

李书记: 还有什么收获吗？我很好奇。

小智: 其他的……也是在技能提升这个基础上的吧，我近几年参加单位里的征文比赛，基本上都能拿到第一的名次，得到证书、奖金，算是一些实质上的收获吧。

李书记: 我留意到你说这些事情的时候语调上放松了很多，并且是有高兴的意味在。（心理教练分享自己在教练过程中的发现。）

小智: 确实，这些事情让我体验到自己的价值感吧，能够让我觉得在工作中我是有收获的，我是会开心一些。

案例点评

从对话中我们发现，来访者因工作得不到认可而出现了焦虑症状，表现为对未来感到迷茫、失眠、多梦。现代人越来越容易焦虑，主要原因之一是生活压力过大。同时，来访者属于外控型，他需要通过别人的认可来确认自身的价值。通过教练技术，来访者提升了自我认同感。

在教练过程中，心理教练通过引导来访者进行现状分析，推动教练过程的进行，使来访者进一步探索自己的内心世界，从而确定教练的目的。运用具体化技术，来访者尽可能详尽地描述自己的进步，从中获得价值感和成就感等正向情绪。心理教练也适时以赞美回应来访者，并将自己观察到的来访者的变化分享反馈给来访者，使其觉察到自己情绪上的变化。

24. 为什么我努力工作了，还要受到投诉？

案例背景

小谢在局里的营销部门工作，一直是团队中的优秀员工。公司对营销人员的要求比较高，需要他们具备比较好的沟通能力、市场分析与开发能力、应变能力等。小谢的业务水平很不错，能与客户保持良好的关系，工作以来一直保持零投诉率，这是他最自豪的地方。然而最近一次的业务办理工作中，小谢收到了客户的投诉，他感到有些挫败，自己已经很努力为客户解决问题了，为什么付出没有相应的回报呢？这一想法一直困扰着他，影响了他的工作积极性。

<h2 align="center">教练过程</h2>

陆主管：首先感谢你今天的到来，这是对我工作的一种信任，我会尽自己最大的努力，希望这个过程对你有所帮助。

小谢：我也是听了隔壁部门小周的建议，来找你聊聊，希望能够解决我的烦恼，她上次和你聊完之后感觉收获不少。

陆主管：那你希望通过今天的谈话达到什么效果呢？或者我们达到什么样的效果，会让你觉得谈话是对你有帮助的？（达成共识。）

小谢：其实我明白你不可能真的动手帮我解决工作上的问题，只是我最近压力真的很大，我希望有人能够认真听我说说，我现在的思维也比较乱。

陆主管：最近是遇到什么难题了吗？可以详细跟我说说吗？（使用具体化技术。）

小谢：是这样的，我在营销口工作也好一段时间了，一直是团队中的优秀员工，每个月都能达到指标，得到了单位领导和同事的认可。但最近两三个月，不知怎么回事，我开始怀疑自己了。无论我怎么努力，都达不到以往的业务水平。我感觉压力非常大，甚至晚上睡觉做梦都会梦到自己在工作。

陆主管：听上去你一直在寻找问题解决的方法，并没有因为遇到困难就放弃，难怪你的业务能一直做这么好。这次的问题是什么，让你承受这么大的压力？

小谢：我收到了客户的投诉，如果真的是我的原因，那我接受。但是这个客户真的很无理取闹，而且说话也很难听，主管知道这个情况还要我啃下来，我真的不知道要怎么去接受……

陆主管：这是你第一次收到投诉吗？

小谢：刚来的时候对工作不熟悉也有收到过几次吧，但是我一直努力在改进，客户是上帝嘛，公司也是这样要求我们的，我也认可，毕竟我们做的是服务性的工作，后面就基本上没有收到过投诉了。我一直都把客户当作自己朋友，尝试着去理解他们的不满，将心比心嘛，因此客户跟我的交情都不错，可以说我真的没有收到过投诉。

陆主管：那其他同事呢？他们收到过客户的投诉吗？

小谢：是有的，举个例子，小莉前几天就因为不小心向客户摆了一个臭脸，客户就投诉她了，那个客户也是不好搞，我们的工作真的很不好做。

陆主管：是，你们的工作真的不好做，面对的是各式各样的人。

小谢：所以我对我现在的工作产生了怀疑，做得好，也就被夸奖一下，做得不好，就被骂得很惨，薪酬福利待遇也比不上技术人员，没意思，真的。我现在都想说要不不干了，做什么都比做这个好。

陆主管：所以你认为辞职就可以解决所有的问题吗？辞职之后有打算要做些什么吗？

小谢：大不了我就自己创业，去摆个小摊，一天挣300元，一个月也1万多，并且，只做宵夜的话我只需要上晚班。没有指标，没有压力。

陆主管：嗯，我了解了。那我更感兴趣的是假如，我说的是假如，未来你又遇到了这种类似的无法解决的问题，让你压力很大，你会怎么办？（沉默）我可不可以把你说的想辞职的话理解为一时的气话？

小谢：唉……我也是一时不知道要怎么解决目前的困境才说想离职的。

陆主管：其实从基层一步一步上来，相信你也是克服了很多的困难，肯定是有自己的优势的。为何这次的投诉会对你造成这么大的影响呢？

小谢（思考）：就突然对自己的工作意义产生了怀疑吧，就像我前面说的，我已经很努力地为他解决问题了，但是他一个投诉就可以否定掉我所有的努力，主管就算知道真实的情况，也照样批评我工作做得不好，这样不是很不公平吗？

陆主管：感受到你的价值观受到了一个冲击。你认为付出和回报要成正比，就是之前你的努力一样，你努力工作，努力学习，因此也成功竞聘上岗。

小谢：是的，之前是这样的，但是通过这次的事件我发现并不是这样的，我还是太天真了。

陆主管：这件事影响了领导对你的认同和肯定，因此对你打击比较大。

小谢：是啊，一下子就被压垮了的感觉。就突然不想做了。

陆主管：在这份工作中，有没有一些例外的，支撑你一直工作下去的力量呢？毕竟你工作这么久了，之前肯定也是有遇到难题的吧，那时你又是如何坚持下来的呢？（询问例外的情况，探索进步的迹象。）

小谢：有工作热情吧，也有家庭的动力，家里有老婆孩子要养。主要是有些老客户，就像是朋友一样了，能够给他们提供帮助，我也很满足，如果到时候真的离开，我觉得我也会舍不得他们吧。

陆主管：看来他们对你来说是很重要的存在呀。

小谢：是的，是工作中收获的一群朋友吧。有时候我也会跟他们吐槽遇到的一些奇奇怪怪的客人，他们也会替我忿忿不平。

陆主管：我留意到你谈论到这些时情绪好了很多，甚至露出了笑容。（心理教练分享自己在教练过程中的发现。）

小谢：大概是因为聊到这些令我有成就感的事情吧。

陆主管：工作还是会让你有很强的成就感的。

小谢：还是有的吧，不然真的就白做了。我现在情绪好很多了。

案例点评

作为营销口的员工，来访者在工作上一直兢兢业业，他相信只要自己认真工作，一定也能得到相应的回报，以往的经验也告诉他是这样子的。然而，最近他收到了一名难缠的客户的投诉，主管明明知道不是他的过错还是批评了他，这让来访者一直以来坚持的信念崩塌了。

在教练过程中，来访者告诉心理教练自己目前遇到的困难，他想放弃，但这又不是他想要的，因此也产生了很多消极的情绪。心理教练与来访者就教练目标达成共识，确定接下来教练的方向。具体化技术的使用，有助于引导来访者对当下的困扰进行一个深入的探索，推动谈话的进行。通过询问例外的情况，让来访者觉察到实际工作中的很多时刻自己还是能够体会到工作成就感的。同时，心理教练将自己观察到的来访者情绪上的改变，反馈给来访者，使其觉察到自己的变化。

25. 无法正面面对失恋带来的消极情绪

案例背景

阿峰一直没有从失恋的阴影中走出来，最近又在公司组织的篮球赛中摔骨折了。马上就是项目最紧张的时期，如果请病假，就意味着他要退出这个项目，在这个项目中他投入了很多心血，不愿意拱手让人。因此最近他压力很大。某一天他的耳朵突然听不见了，被医院诊断为突发性耳聋，需要每天到医院治疗。这下更是雪上加霜。眼看只能放弃项目了，阿峰整天情绪低落，晚上经常失眠。

教练过程

杨主管：阿峰，最近身体还好吗？感觉你气色还是很差，还是要多注意休息呀！（建立亲和。）

阿峰：谢谢主管关心。最近确实不是很顺利，呵呵。

杨主管：方便跟我聊聊吗？

阿峰：其实我最近经常去医院是因为我的听力出问题了，我还不想让大家知道这件事情，还麻烦主管为我保密。

杨主管：那你现在还好吗？能够听到我说的话？

阿峰：可以的可以的。最近几乎每天都在医院接受治疗，现在也恢复得七七八八了，医生说我是突发性耳聋，可能是工作压力太大导致的。现在要做些康复治疗。

杨主管：真是辛苦了。你完全可以请假在家疗养的，这种情况公司完全是批准的，你看你的手还因为在公司打比赛弄伤了，这可以算是"工伤"了。

阿峰：主管你就别取笑我了。我请假了，我手头这个项目不就得让给别人了吗？我做了这么久，真的不愿意就这样白白让给其他人。今天来找您，也是希望向您倾诉一下，最近压力真的太大了，希望您可以给我点意见。

杨主管：作为主管呢，我是可以给你一些建议，但是我们现在是教练与来访者的关系，所以还是要依靠你自己努力找到解决问题的方法呀。不过我会全心全意听你倾诉，也希望通过这次教练谈话给你一些帮助。

阿峰：其实我就是烦，特别烦，整天忧心忡忡的，也不知道还会不会遇上什么倒霉事，搞得神经很紧张，什么都干不好。

杨主管：你的烦恼持续多长时间啦？

阿峰：其实已经很久了，从一年多前和我女朋友分手后就一直情绪不是很好。一直都走不出来，不知道为什么。

杨主管：感觉你精神压力一直很大呀，有试过做些什么舒缓压力吗？

阿峰：没有做什么特别的事情吧，就是有段时间抽烟抽得很凶，暂时放松一下吧。工作也一直很忙，根本没有太多时间留给自己。

杨主管：看来前女友对你的影响很大呀，你看你用抽烟的方法舒缓情绪，好像效果也不明显，你觉得失败的原因是什么？

阿峰：其实我一直也没有正面去面对这件事情，总是在逃避啦，家人朋友也不和我提这件事，怕我难过吧。

杨主管：我觉得感情的问题吧，无论男女，都会难过呀、伤心呀，这都是很正常的，没有必要觉得这样很丢面子。但你说到逃避了，这个方法对你解决问题有帮助吗？（不对来访者的行为进行主观判断。）

阿峰：不能。这我也知道，但是我还找不到完全走出去的方法，就一直维持现状了。

杨主管：那你现在的想法是什么？

阿峰：我想，尽快放下这件事吧，它已经影响我太久了，我不能让它跟我一辈子吧。

杨主管：你刚刚提到，现在还找不到完全走出去的方法，那么有没有试过一些方法，是让你觉察到事情有发生好转的？哪怕只有一点点。（询问正向改变。）

阿峰：运动吧，运动的时候就比较专心，不会去想那么多乱七八糟的。

杨主管：还有其他的吗？（扩大正向改变的细节。）

阿峰：还有就是和朋友聊聊吧，我们周末晚上经常会约一下，就打打球，然后宵夜聊聊天。虽然我经常跟他们说这件事，但是他们每次都很耐心地听我讲，不会嫌我烦，这样就挺好的。我有时候就是需要一个倾诉的对象，不需要给我什么建议，只是认真地听我说。

杨主管：运动和倾诉都是挺好的舒缓情绪的方式，我觉得你做得挺好的。

阿峰：现在也不能跟他们去运动呀，你看我的手。现在可能是我人生的一个比较大的挑战吧，如果我战胜了，我可能会变得更加强大。

杨主管：那现在请你闭上眼睛，想象一下，你最好的朋友，或者是你亲近的家人，或者是其他对你来说很重要的人，陪在你的身边，他看到你这么沮丧，他会怎么做呢？（回到开头，探索来访者可利用的资源。）

阿峰：我的好朋友会安慰我吧，他是一个心思很细腻的人，总是会去帮助那些有需要的人。还有对我来说很重要的人，就是我爸，他总是支持我做的决定，他告诉我的一句话让我很感动，他说我尽管在外面闯荡，累了也可以回家，家里的大门永远为我敞开，这让我很放心地去做自己想做的事情，追寻自己的梦想。

杨主管：我感受到你说起这些事情的时候，心里是有底的，你有很多可以寻求帮助的人和资源。

阿峰：虽然我最近过得很糟糕，但是他们也一直在我的身边，感觉自己相比很多人来说，还是很幸运的。

案例点评

来访者因在工作与生活中连续遭遇挫折，却没有找到合适的应对方法，因此产生了巨大的心理压力，身体状况也亮起了红灯。由于来访者面对的不仅仅只是工作上的问题，还有一些健康状况上的问题，因此可推知他的心理压力是极大的，消极情绪会比较多，因此在本次教练中，心理教练主要是引导来访者看到人生中积极的一面。

面对来访者糟糕的状态，心理教练一开始便尝试与他建立亲和，营造一个安全的环境，使来访者自在地说出自己内心的苦闷。面对来访者采取过的一些消极的应对方法，心理教练不对其进行主观判断，尊重、接纳他的行为。为了诱导来访者看到生活中的积极面，心理教练询问来访者是否有采用一些让事态变得好转的小方法，并要求其进行仔细地描述，使来访者看到问题解决的希望，有助于触发积极情绪。另一方面，心理教练相信来访者有资源解决自己的问题，也在引导来访者探索身边可以利用的资源，使其意识到自己并不是孤立无援的。

26. 我很在意别人对我的评价，不愿主动和他人交流

案例背景

小蔡从参加工作以来，一直希望能够发挥自己的专业特长为公司做点贡献。前一段时间，她每天晚上都加班到11点钟，只为完成一份领导交给她的报告，交给领导时她满怀期待地等着领导的夸奖。结果领导只是草草看了一眼，并没有说过多的话。小蔡感到困惑和苦恼，怀疑自己的水平和能力不够。最近领导还给她安排了每周总结汇报的工作，她花了很大力气做好后，交给领导。结果领导把她批评了一顿，说她敷衍了事。因为刚来新部门不久，小蔡并没有特别要好的同事。小蔡变得越来越紧张，一想到领导要给自己安排工作，她就手脚颤抖。

教练过程

席主管： 我留意到你现在是一个比较紧张的情绪，可以跟我说说你的近况吗？

小蔡： 主管，我好像真的很差劲，经理好像都不满意我的工作表现，我加班

好几天做的报告他看了一眼就放到一边了，每周工作汇总他也说我做得不认真。我在想，我到底是哪里出现问题了呢，每天都很认真地上班，态度也比较端正，还是说我不适合这份工作呢。我现在每天都很焦虑，紧张到睡不着觉。

席主管：我了解了，那我们今天要解决的问题是什么呢？就是你希望通过本次教练，达到一个怎么样的目的？（达成共识。）

小蔡：我希望我的工作能变好，就是说我做的事情是有意义的，而不是被领导批评一通，或者就被放在一旁。然后自己也可以变得成熟一些吧，我的情绪很容易波动。

席主管：嗯，我们的行为更多是受到认知和情绪的影响，在你看来，你的情绪是很容易受到外界事物的影响，这导致你产生紧张的情绪，精神总是很紧绷。

小蔡：是的，我小时候就这样，很容易紧张，上学时一上台我就会紧张得发抖，我总是觉得别人都在看着自己，如果我出丑了，别人一定会笑话我。

席主管：我想我们先做一个放松的训练，好吗？

小蔡：可以的。

席主管：现在你先闭上眼睛，放松你的头部，你的眼皮，什么都不要去想，就放松，保持全身的肌肉放松，想象他们没有任何重量。现在和我一起深呼吸，慢慢地吸气，慢慢地呼气，让你的心情，也慢慢地缓和下来……有没有放松一些？

小蔡：有点，这是一个放松自己的好方法。我想多做几次。

席主管：那稍后我可以教你，你回去之后自己也可以尝试着去做。我们先回到问题上来，你知道自己为什么这么容易受到外界事物的影响，为什么那么容易紧张吗？

小蔡：怎么说呢，我是一个比较内向的人，也不太喜欢和别人交往，主要原因是我不知道别人会对我有什么样的评价，我担心别人会对我有不好的评价。所以我就很害怕自己会出错，因此我经常很紧绷，容易紧张。

席主管：平时在部门内与同事的相处怎么样呢？来到新部门这几个月，有没有相熟的同事？

小蔡：我在部门里存在感蛮低的，我不会主动跟别人去聊天，大家工作上都蛮忙的，所以不跟我说话，我也不会主动去找他们说话，只有第一天到部门时，小林带我熟悉了一下环境，我就跟她比较熟吧，但也不是很亲近那种，就是有时需要点之前的材料，我会找她要。

席主管：我明白了。现在想让你想象一下，假如你刚刚所说的目标都实现了，你会有什么不同的？各方面的不同都可以说一下。（展望未来。）

小蔡：我是希望自己可以变得更加成熟一些的。如果我更成熟了，做事情就会踏实，不会那么容易紧张，我会更大胆地跟大家交流，说出自己的一些想法，向同事请教问题时也会更大胆一些。这样我的工作也会做得更好，领导可能会更加满意一些。大家对我的评价也都会好一些吧。

席主管：我关注到你说的这些基本上都是关于工作上的。

小蔡：是的，我还是希望在工作上得到大家更多的认可。

席主管：假如你最好的朋友在你身边，他/她会给你一些什么样的建议呢？（使用关系问题。）

小蔡：我的好朋友……她经常会鼓励我的，所以我觉得如果跟她聊工作上的事情，她也是会给我很多鼓励，不是敷衍地叫我加油那种，而是她真的相信我能够做到，她会看到我很多小优点。每次跟她聊完我都好有信心。

席主管：看得出来她是一个可贵的朋友。

小蔡：其实我应该一直把她告诉我的话记在心里，这样做一些事情时想起她的话，我当下就会变得勇敢。

席主管：这也是一个好方法，我觉得你可以尝试一下，说不定就很适合你。

小蔡：嗯嗯。

席主管：假设我们今天的谈话是有效的，下次见到你会有什么的转变呢？（交互反馈。）

小蔡：我的情绪会好一些吧，不再那么容易受影响，一下子开心又一下子不开心。工作上也会有所进步，不给同事添麻烦。

席主管：我觉得你还是一个积极向上的小姑娘，加油吧！我希望下次我们见面时，你会有新的故事跟我分享，我也很期待看到你的进步。

案例点评

经分析，来访者因领导的忽视与批评，感到工作上频频受挫，并产生了紧张恐惧的心理。在教练过程中，来访者在谈到自己的问题时整个情绪是比较激动的，可知她的情绪状态并不稳定，因此教练的目标之一是帮助她学会稳定情绪。根据小蔡的陈述，她是一个比较内向的人，不善与他人交往，通过教练，心理教练引导其找到改善状况的资源。

在教练中，来访者的情绪是比较紧张的，心理教练及时觉察到这一情况，运用放松训练帮助来访者缓解紧张的情绪。通过问询，心理教练引导来访者确立教练目标，理清她真正的需要。随后，通过两个假如的问句，首先引导来访者展望未来，看到希望，凝聚正能量。第二个假如问句的使用，目的在于引导来访者发掘身旁可利用的资源。最后通过交互反馈，使来访者回顾在本次访谈中的收获。

27. 要如何在紧张的工作生活中复习考试？

案例背景

小周是某部门的主管，她大学毕业后就参加工作，工作一年后便与男友结婚，现在有了一个6岁的女儿。在工作上小周一直兢兢业业，恪尽职守。工作多年，小周渐渐觉得知识不够用，于是决定再读个研究生。可身为一位职场妈妈，白天要忙于工作，晚上下班回家后还得给孩子洗澡、做饭，根本就没有时间为研究生考试做准备。随着考研的时间越来越近，一想到自己还没有准备好，心里就更加紧张和焦虑。

教练过程

詹科长：小周来啦，快坐快坐，上次做完那个项目还没有好好感谢一下你，谢谢你为团队做出的贡献。

小周：您客气了，那都是我分内之事。

詹科长：怎么样？最近如何？感觉你好像有很多心事的样子。（建立亲和。）

小周：我今年不是报了研究生考试嘛，这马上就要考试了，心里很紧张。

詹科长：原来是这样，那你准备得怎么样呀？

小周：说来惭愧，我都没有怎么复习。白天要工作，晚上回家要带孩子，给他洗澡、做饭，根本就没有时间和精力去复习。我现在都不知道要怎么办了。

詹科长：我猜你报考研究生是为了之后的岗位晋升，对吧？

小周：对呀，我觉得我现在学的知识还不够用，当然资格也不够。如果将来到了更高的岗位，自己能力上可能会有所不足。

詹科长：那如果考不上对你会有什么影响呢？

小周：首先肯定是晋升的问题嘛，申请的资格都没有，而且有能力的人才能够服众。还有就是考不上的话也不知道其他人会怎么看我，会不会觉得我很笨，很没有用之类的。

詹科长：你说的其他人是指？

小周：就是身边的家人啊、同事啊，他们都知道我要去考，还说我一定可以考得上。

詹科长：我试着理解一下，你的意思是说，如果考不上的话，会觉得很丢脸，会辜负大家的期望？（分享对谈话的理解。）

小周：对呀，考不上就太尴尬了，我都不知道到时要怎么见人，心里真的很焦虑。

詹科长：理解的，毕竟也是名校出来的学生嘛，在这方面的自尊心是会比较强的。大家也对你充满了期待，让你背负了很大的压力。我想知道，如果在这个问题上你有更多时间的话，你会做什么努力呢？（使用假如问句。）

小周：如果有更多的时间，我当然希望用在复习上面，我可以把所有的书目都看一遍，把知识点背一遍，再做一做模拟题，心里起码要有个底吧，知道自己大致的水平，就不会那么忐忑。

詹科长：看得出来你是一个想法很清楚的人。但是一天就只有24小时，你用去工作，用去照顾孩子，还有自己的休息时间，学习时间基本上是没有的。假如要从这三个时间里抽取一部分出来配合自己的学习，你会怎么选择呢？

小周：我觉得吧……抽取自己的休息时间？中午的时候不午休，把时间用来学习。晚上照顾孩子入睡后，自己也可以有些时间去做自己的事，我之前都是看看闲书，玩玩手机，现在开始也把这个时间用来学习。这样满打满算，一天能学三个小时左右。周末不上班时还是专心复习，做好时间管理，不赖床，少刷微博。在这种非常时期，还是每分每秒都要用上啊！

詹科长：被你说得好像高考一样。其实我不是很清楚，这种在职研究生考试的竞争，考试会很难吗？压力大概会有多大呢？（引导来访者对考试现状进行分析。）

小周：其实也不算很难，我考的是本专业，很多知识本科时已经学过了，现在的主要任务就要把它们捡起来。每年报考的人数现在也是越来越多，现在学位都是很重要的，在职学生的培养要求并不严格，所以很多人都希望通过这种方式给自己的学历镀一层金，也是提升自我的一种方式吧，压力还是很大的。

詹科长：看来我也要多多和你们这些小字辈的同志们学习，多多提升自己。现在我想你给你自己打个分数，一定考得上是10分，你觉得你现在有多少分？

（使用评量问句。）

　　小周：5、6分吧，毕竟是本专业的考试，还是有一定的基础。如果是跨专业的考试，那我真的是一点把握都没有了。

　　詹科长：好的，那如果你执行了你刚刚所说的计划之后，你觉得你考上的可能性会不会增大，这次又会给自己打多少分呢？

　　小周：如果按计划复习了也就八九不离十了吧，但其实复习的时间也并没有很多，最多打个8分吧。

　　詹科长：8分，那也是不错的分数，我感觉到你的自信心在增加，是吗？（交互反馈。）

　　小周：有吧，我之前也一直没有跟其他人说过这个事情，包括我老公，我也担心他会瞧不起我。这是我第一次跟别人说起这个烦恼，跟科长您聊了一下后我觉得自己想明白了很多。我还是有实力的，现在时间也还来得及。

　　詹科长：我很高兴你有这样的认识，员工努力去提升自己，追求更好的自己，我们领导是绝对支持的。在这次的谈话中，我感觉到你其实并不是一个很有自信的人，很多时候，都想通过别人的肯定来认可自己。

　　小周：嗯，我是一直都有这个毛病。

　　詹科长：我觉得我们可以再约一次教练，围绕这个话题聊聊，你觉得怎么样？时间还是挑你考完试之后，现阶段还是专心备考。

　　小周：好的，我觉得这样也不错。

案例点评

　　在本案例中，来访者因缺乏充足的备考时间而感到焦虑不安，一方面她担心考不上会被周围的人嘲笑，另一方面这也会对她的岗位竞聘产生影响，因此，来访者的心理压力非常大。因此，教练的主要任务便是引导来访者发掘解决问题的策略和资源。

　　在教练的一开始，心理教练便通过建立亲和的方式为来访者营造了一个安全的环境，使她在这个空间里放松地倾诉自己的烦恼。心理教练也向其分享了自己倾听后的理解，使来访者感受到心理教练的关注，进而探索更多自己心里的想法。通过现状分析，来访者意识到虽然考试竞争压力大，但是考的是自己本专业的知识，因此复习难度并没有自己想象中那么大，利用好时间是可以应对的。心理教练提出假如问句，引导来访者发掘解决这一问题的策略和资源，使其看到希望，提高自信心。在评量问句中，来访者分别对谈话前后自己的信心进行打分，以此觉察到自己状态的变化。最后，通过交互反馈，心理教练与来访者分享各自的看法或收获，并约定下次教练的时间。

28. 小小的事情都做不好，我觉得领导不重视我了

案例背景

小刘目前在人力资源部门任职，负责部分材料的撰写工作。小刘是一个完美主义者，对自己的要求高，分内工作总是做得很好，领导和同事都认可她。新调任的领导上任后，小刘的自尊心受到了挑战。主管领导让小刘写一份阶段性汇报，写完后交给他。主管领导阅后认为材料文不对题，将材料交给了别的同事来修改。小刘得知后感到非常难过，为何自己用心的工作却换来这样的结果。领导连一次修改的机会都不给自己，难道自己真的一无是处，什么都不会做吗？从那之后小刘很害怕看到这位领导，工作经常分心，精神状态也不是很好。

教练过程

何科长： 好久不见呀小刘！最近工作状况怎么样？感觉你瘦了很多呀，工作上很辛苦吗？（建立亲和。）

小刘： 唉，科长你知道吗，我最近真的很难过，感觉自己好没用，一点小小事情都做不好，我觉得领导都不重视我了。

何科长： 可以详细讲讲吗？我非常愿意倾听你心里的烦恼。（使用具体化技术。）

小刘： 我现在好想念周主任，我觉得周主任没有走之前我都很好，做什么事情他都很支持我，对我完成的工作经常也是给了肯定的，也会给我一些指导什么的。但是新来的张主任，一上来就丢了一份汇报让我做，我认真做完之后他却说了一句："这是什么东西？"然后也不说清楚是哪里出了问题，直接把我这份工作丢给其他同事做。我真的无法理解，也真的很难过。是因为我真的做得很差吗？

何科长： 所以你最近闷闷不乐是因为觉得领导不尊重你辛辛苦苦完成的工作，还在不和你商量的情况下把这份工作给了其他同事去做，所以你感到失落，我这

样来理解可以吗?

小刘:对呀,我觉得领导要是真的觉得我哪里做得不好大可告诉我,我再去修改嘛,为什么要把本身是我的工作,转给其他同事做呢?我是做得多差入不了他的眼。

何科长:你觉得这件事情对你的影响有多大?0分表示没有影响,10分表示有严重影响,你会打多少分呢?(使用评量问句和一小步技术。)

小刘:大概有八九分吧。

何科长:八九分,那还是挺高的。那应该怎么做才能让你减低一分的影响呢?

小刘:我现在每天上班看到张主任,脑海里都是他把我的报告丢在桌上的那个画面,完全无法集中精力做事。吃也吃不好,睡也睡不着,我觉得我快要崩溃了。如果他能够解释一下那个行为,我可能会好受一些。我可能会想找他沟通一下吧。

何科长:看来领导的肯定对你来说是很重要的,你觉得领导的肯定对你来说意味着什么?

小刘:领导对我的肯定就是对我工作的肯定呀,对我工作的肯定就是……说明我是一个有价值的人,我做的所有事情都是有意义的,这才没有浪费大家的时间呀。

何科长:那工作中是不是有些令你感到有价值的时刻呢?你仔细回忆一下?你都做过些什么工作呢?(使用正向描述。)

小刘:我想一想……我现在负责的是部门的内勤工作,主要还是服务大家,支持他们的工作。其实不面对领导时,我觉得我其他工作还是完成得蛮好的吧,毕竟也有一定经验了。

何科长:可以举一两个例子吗?

小刘:就前几天,刘科长让我协助做一下一份紧急的汇报PPT,我很快做完交给他,他看完之后就说我做得很好,简洁明了,他也在报告会议上直接用了我做的这份PPT,没有改动一个字。我当时坐在下面就感觉很好啊,科长肯定我的工作不是说说而已,而是真的会把我做的一些东西真正用上。这也就是我想要的,我现在的工作最终希望达到的就是这样的效果,这是我给我自己设立的一个目标吧。

何科长:你说的是上周三会议上刘科长用的PPT吗?我觉得确实做得不错,让人眼前一亮。我也感受到了当你的付出和你的回报成正比时,你是满意的,是肯定自己的。

小刘：是的，员工都是需要肯定的嘛。

何科长：那我想知道，你觉得员工被肯定需要满足什么条件，就他自身而言。

小刘：首先是工作能力吧，能力是最重要的，然后还有工作态度，态度好工作上也会认真一些。还有经验吧，我觉得有这三点就可以完成领导指派的任务了。

何科长：硬条件和软条件都有了，你觉得你自己呢？是不是具备了这些能力？

小刘：那是肯定的吧！我已经在这个岗位上工作两年了，比一些新来的专业人员更熟悉他们的业务。至于工作能力和工作态度，我对自己要求一向严格，我觉得也是具备的。

何科长：通过这两天对你的一个考察，我觉得你说的是很客观的，符合真实情况的。这样说来，你也是一个值得被肯定的员工呀。

小刘：跟科长您这样分析了一下，我也觉得自己是有价值的。

何科长：那接下来，我们要聊聊张主任吗？

案例点评

经分析，来访者因一次工作遭到领导的否定而产生巨大的心理落差，自我价值感降低，产生了自我怀疑。这件事发生之后来访者在工作上无法集中注意力，与同事沟通次数明显减少，工作质量下降。同时，这件事也影响了他的睡眠质量，导致食欲不振。本次教练的重点在于提升来访者的信心与自我认同感。

心理教练首先与来访者建立亲和，为其营造安全的空间。通过具体化技术，引导来访者对自己目前的困扰进行描述。心理教练在谈话中也使用了评量问句和一小步技术，了解领导的做法对来访者造成的困扰有多大，并且促使来访者思考如何做才可以降低这件事的消极影响。心理教练同时使用正向的提问，引导来访者看到工作中有价值的时刻，凝聚正性力量，增强其自我认同感，使谈话朝正面积极的方向前进。

29. 我的未来要去哪里呢？

案例背景

琳琳现在是一家国企的人力资源部门助理。每天重复机械枯燥的工作，日子就这样一天天过去了。琳琳并没有明确的职业规划，也不清楚自己热爱什么，擅长什么，想做什么样的工作，总是走一步算一步。包括目前的这份工作，也是别人说好，她也就稀里糊涂进去了。看着单位里的其他同事都有自己清楚明确的规划，琳琳也开始想着为自己的未来做打算，总不能一直做个小小的助理吧？但自己又想要做什么呢？她开始陷入迷茫。

教练过程

琳琳：我之前一直都是得过且过。父母在这家单位上班，说待遇很好，我也就听他们的话，来到这里。但是我也没有什么技术特长，只能做一些职能型的工作。但是最近看到身边的同事都很积极地参加各种公司里和公司外的培训，去提升自己的技能，考一些职业资格证书，想要去争取更好的发展，我就突然之间感到很迷茫，我到底想要什么呢？我的未来要走去哪里呢？

庄书记：我清楚你想要表达的意思了，总的来说，你现在缺乏一个清晰的职业发展规划，所以不知道自己的力气要往哪里使，要怎么使，我这样总结可以吗？

琳琳：是的，就是这样一个问题，我一直都没有好好考虑过自己将来要做什么，现在看到大家都这么努力，有一些危机感。

庄书记：有危机感说明你担心有一天自己会被别人超过，对吗？我想知道的是，你对目前的这一份工作有什么样的一个看法？

琳琳：嗯嗯，说实话，我现在这份工作并没有什么技术含量，随随便便来一个人就可以顶替我了。工作内容也是比较枯燥，比如要负责其他部门员工每天的考勤呀，就几乎每天都在重复类似的工作吧。只是比较轻松，朝九晚五的，但是说实话工资也不高，就是图个稳定，我爸妈说女孩子做这些就够了。当初也是听了他们的话。

庄书记：我留意到，你两次说话中都提到你的父母，感觉他们给你的未来制定了一些规划。（心理教练分享对谈话的理解。）

琳琳：也就是找份稳定轻松的工作，然后早点嫁人，嫁个好老公，下半辈子就不用愁了，基本上每个家长都会这么说吧。

庄书记：那你认同他们的看法吗？

琳琳：可能是从小他们就给我安排了一切吧，安排要读什么学校，要读文科还是理科，大学要学什么专业，所以我也没有太多自己的想法，只是最近看到同事们充满了干劲，有自己想要的东西，我觉得我的人生很空虚，好像不是我在活，您能理解我的意思吗？

庄书记：就是说，你只是按照父母规划好的路走，他们都安排好了，你现在对此产生质疑了，到底自己是为自己活着还是为父母活着，这么解释对吗？

琳琳：是的，所以我现在想要为自己活一遍，我希望我的生活可以由我自己决定！

庄书记：看起来你已经下定好了决心。

琳琳：没错！可是……

庄书记：可是什么？

琳琳：可是我什么都不会，我不知道我能干吗……

庄书记：不会的东西我们可以学，或者你想想，你觉得你的优点是什么呢？你有什么优势？（引入正向描述。）

琳琳：我只能想到我的英语很好吧，口语OK，写东西也OK。

庄书记：这么厉害吗？

琳琳：小学的时候我就开始学新概念英语了，也拿了不少的奖项。本科时也去美国交换学习了一年，对提升我的口语有很大的帮助，我现在出国旅游，都可以直接跟当地人沟通。

庄书记：那确实是很优秀的，现在很多年轻人学的都是哑巴英语，只会写不会读，你这个确实是一个明显的优势。那你是否有兴趣朝这个方向发展呢？

琳琳：我目前的工作跟这个优点没有什么关系……具体要怎么发展我也不是很清楚。

庄书记：嗯，我们发现了一个问题，就是你还没有一个明确的职业目标。那可以想象一下，你想要什么样的工作呢？（使用假如问句。）

琳琳：其实我舒适的生活过习惯了，现在也想挑战一下自己，过过忙碌的生活，出出差什么的。也希望工作能多样一些，更有挑战性一些，让我有一些工作成就感，当然工资想要更高一些。

庄书记：嗯嗯，那我们一起来做个量表吧，这份量表能够给你提供一些参考。

案例点评

经分析，来访者是因为缺乏一个明确的职业生涯规划而陷入迷茫的状态。一个清晰的职业规划有利于帮助自己增强发展的目的性和计划性，提升成果，并且有助于提高个人工作技能，提升应对竞争的能力。职业规划应根据个人的性格特点、综合能力和兴趣爱好等制订，因此在教练过程中，心理教练应协助来访者发掘自身潜能，引导其制订明确的职业生涯规划，明确自己的工作目标，提高她工作的主观能动性。

通过来访者的描述，心理教练向其分享自己倾听到的理解，促使来访者进一步思考。由于来访者目前处于职业规划的迷茫阶段，心理教练也通过正向的提问，询问其优势所在，使其把关注点转移到自己的特长和优点，发掘自身潜力。同时也通过假如问句，引导来访者展望未来，看到未来理想的自己，凝聚正性力量，以增强其改变的自信心。

30. 退休后我会是什么样子的？

案例背景

戴姨今年54岁，是一名收入稳定的国企老员工，经济状况良好。但近来戴姨感到十分苦恼，自己马上就要到法定退休年龄了，按理说可以回家享享清福。但是戴姨的女儿现在已经参加工作了，常年出差在外，她的老伴早已过世，一想到空空如也的家，戴姨就感到很空虚。平时她也没有什么兴趣爱好，交好的朋友也不多，到时真的退休了，日子会过成什么样呢？戴姨感到很无助，她决定和心理教练聊聊天，让他开导一下自己。

教练过程

戴姨： 我感到很不安，退休后的生活会是什么样子的，我一点都不知道，我好像就会变成一个没有什么用的老人家，你看我现在工作上还可以指挥手下的员工干点事情，退休之后呢，就像一个被嫌弃的人……

陈主任： 我感受到您的心绪不稳。不如我们一起来分析一下，退休有什么优缺点，会对您的生活造成什么样的影响。这样好吗？（引导来访者进行理性的分析。）

戴姨： 好啊好啊，多一个人，多一个参考。

陈主任： 我也不是给您提出一些实质上的建议，就运用一下我学到的知识，协助您分析一下。我们先来畅想一下，您理想的退休生活是什么样子的呢？（引导来访者展望未来。）

戴姨：理想的退休生活呀……我个人没有什么兴趣爱好的，所以退休的话，我可能会无所事事。但是理想中的话，我想想，就可能需要培养一些兴趣爱好吧，这样生活才能不无聊，我现在是没有什么爱好啊、特长啊，也不喜欢参加小区里的广场舞活动，那个太闹了，但是我是一个闲不下来的人，现在女儿也工作了，我的老伴也不在了，就我一个人，如果退休在家，就只能整天跟我家的猫大眼瞪小眼的。我还是希望自己可以忙碌一些……

陈主任：嗯嗯，听上去您确实是一个不想闲下来的人。刚刚您也说了退休的一些弊端，就是你会无所事事，我想知道还有其他弊端吗？

戴姨：其实最主要的就是我的收入很多都没有了吧，原来的工资，每个月有1万出头吧，加上各种福利呀、补贴呀、节日慰问啊，这些待遇都会没有了。还有就像我刚开始说的，会觉得自己很没有用吧，现在在工作上自己还能做出一些贡献，还有员工服从自己的管理。

陈主任：就是自我认同感会降低很多，是吗？

戴姨：是啊，你说我现在，身体也还挺健康的，上个月体检时医生也说我的身体很好，然后也还有工作能力，就这样退休，领着退休金无所事事，不是很浪费社会资源吗？

陈主任：感受到您不是那种得过且过的人，你希望趁自己还有能力的时候，为这个社会做出一些贡献，是这样子吗？

戴姨：没错没错。我就是不想荒废我接下来的日子，无所事事，没有一点价值。

陈主任：这个价值是指自我价值吗？就是你做了一些事情，对社会、对他人有帮助，可以帮助提升对自己的认可感。

戴姨：是啊是啊，我就是希望趁我自己还可以的时候，做些有意义的事情。

陈主任：您说的有意义的事情，有具体的指代吗？（使用具体化技术。）

戴姨：目前还不是很清楚，但就像现在工作的时候，你的工作是对公司、对社会有贡献的，那我也希望退休后做一些对社会有贡献的事情。

陈主任：那我们联想一下，做什么事情会对社会，对他人有贡献呢？

戴姨（思考了一下）：做义工？献血？我能想到的就这么多吧。

陈主任：嗯嗯，这些都是你能力范围内可以做到的吗？

戴姨：是啊，可能捐血过几年我就不符合条件了，但是做义工还是比较容易实现的，对于我来说。

陈主任：看起来您似乎找到了一个退休后的目标，其实，您之所以因为退休这件事感到困扰，是因为您还不知道自己退休之后能干点什么。假设，就像您刚刚说的可以做个义工，有了一个比较明确的目标和方向，也许你也就不会因此有过多的担忧了。(运用倒推的方法，心理教练向来访者分享自己的理解。)

戴姨：是的，我就是还没有想清楚自己还可以做些什么，虽然现在不再是年轻人了，但是退休后我可能还有很长的一段路要走，我不希望浪费掉这些宝贵的时间，可能我还没有做好面对退休人员这一角色的准备，真的是不管多少岁都要好好思考自己的人生呀！

陈主任：是啊，现在不都说活到老学到老嘛，所以即便退休了，还是可以学习很多东西。

戴姨：没错没错，谢谢你啊年轻人！

案例点评

来访者身体健康，尚有工作能力，虽然没有突出的业绩，但也没有什么重大挫折，无业余兴趣爱好，人际交往少，日常生活以家庭和单位为中心。家中只有一个女儿，且已参加工作，换言之来访者的家庭地位已发生变化，退休以后她的社会地位会发生变化，过往忙碌的生活也会一下子变得无所事事，无所适从。在教练中，心理教练协助来访者找到退休后的生活目标。

引导来访者对退休的优缺点进行理性的分析，对自己目前的现状有一个较为清晰的觉察。为了鼓励来访者，心理教练也引导其展望未来，想象退休后的日子，认识到自己可以培养一些兴趣爱好来充实退休后的日子。具体化技术运用也可以引导来访者有进一步思考。运用倒推的方法，心理教练向来访者分享自己的理解，促使来访者对自己有更为清晰明确的定位。

31. 是否应该坚持自己的选择？

案例背景

小田已经在某供电局工作一年了，专业对口，公司的福利待遇都很好，一切都很顺利，但是这一切都不是小田自己想要的。去国企上班是小田父亲的梦想，因为没有机会上大学，小田父亲把这个梦想强加给了小田。从小懂事听话的小田不想违抗父亲，也按部就班地选择了电力专业，毕业后也顺利进入了供电局工作。经过一年的工作，小田想学习哲学的兴趣越来越强烈，希望在学术方面有所造诣，他不太甘心待在现在的工作领域，但又不想与父亲起冲突，小田觉得心里很痛苦。

教练过程

杨总监：你来接受这次心理教练一定有一个不一样的理由？能分享一下吗？（建立亲和。）

小田：我知道您一定对我的到来感到好奇。是这样的，其实我对现在的工作并没有很感兴趣。我高中时就对哲学很感兴趣，一直很希望做这方面的研究。但是呢，我的父亲一直想要进国企工作，他没有办法实现，就一直希望我可以帮他达成这个愿望。我本来想着本科听他的话选个工科专业满足一下他的心愿，大四再考个研究生，去读哲学。但这条路根本走不通，我父亲在我大四时就给我设计好未来要走的路，要我按照计划去行动。我知道现在的工作很好，很安稳，待遇什么的都不错。但是您知道吗？我真的做得没什么意思。每天都是按部就班地来上班，然后外出做任务，都是一些冷冰冰的东西……

杨总监：我感到你是不愉快的，因为无法同时兼顾自己的和父亲的梦想，你心里非常矛盾，对吗？你父亲知道你这个状态吗？你们父子俩的沟通怎么样？

小田：是的，是矛盾的感觉。我父亲这边，自从我上班后我就没有再跟他提过了，我见不得他失望的样子。我一出生母亲就离开了，是父亲一个人把我拉扯大，他把最好的都给我了，现在也是我回报他的时候了。

杨总监：看出来你是一个孝顺的孩子，但它好像已经成为你生活中的一种负担。

小田：我明白你说的，为了让父亲开心，我大学期间也是很认真地学习专业课上的知识，考试也很努力，基本都在年级前十吧。说实话，你让我学知识我是没问题的，一段时间里尝试着做这份工作是可以的，但是我就是不想一辈子都在这个行业里，跟电打交道，这和我的预期不符。

杨总监：你预期中的工作生活是什么样子的呢？又或者让你畅想一下，十年后的你应该要过怎样的生活？（期待未来。）

小田：十年太久远了吧，包含了太多不确定的因素了，我不敢去想象。我只能说说近期的吧。就是起码我学习了哲学的专业知识吧，对各方面都有一个了解。然后自己想搞学术，就要保持住对前沿知识的掌握吧，我认为自己应该要做到这样。这些事情要在近两三年内完成，老了就来不及了。我现在觉得是年纪越来越大，各方面的机会就越来越少了，所以一定要抓紧。

杨总监：那你要如何达到这样的目标呢？（询问达到目标的方案。）

小田：其实关于基础知识这方面的内容，因为我自己从高中时就决定了自己将来想往这方面发展，所以当时也看了比较多的书籍，对一些内容已经有了一定的了解。接下来理想的状态就是可以读研，提升自己的专业素养。

杨总监：你是对自己很有规划的一个人。但目前的现实使你无法遵从自己的内心，去做自己真正感兴趣的事情。我想接下来给你做一个评估，这个评估可以给你提供一些参考，可以吗？（运用问卷调查法为来访者提供自我审查的机会。）

小田：可以啊。（进行霍兰德"六角形"职业测试）

杨总监：通过这项测试，可以发现你的兴趣点是在研究型和企业型，这二者之间的跨度也是蛮大的，你认为呢，有没有对你有些启发？

小田（思考中）：就自己可以搞搞学术，或者是在企业里发展，都是一个比较符合我的选择吧，可以这样理解吗？

杨总监：这个评估也是提供一个参考，测试一下你的兴趣所在，目前看来，还是和你想做学术挺相符的。然后我们可以看到你对企业经营管理也挺感兴趣的。

小田：本科的时候和同学参加了一个创业比赛，感觉也蛮有趣的。

杨总监：你是否有考虑过在现在这个单位里，朝管理方向发展呢？

小田：没有的，因为一直都很想摆脱现在的处境，就没有做过太多这方面的思考。但是做管理我是有兴趣的。

杨总监：那你觉得在我们这个单位做管理岗如何？

小田：还行吧。我对这个倒不抗拒。

杨总监：那我们可以朝这个方向努努力，我希望下次会谈时，你可以给出一个清晰的职业规划，你觉得可以吗？

小田：好的，我也回去好好思考一下吧，现在的想法清晰一些了。

案例点评

经分析，来访者是由于理想职业和现实职业不符却无法遵从内心而产生痛苦的心理。成为国企员工是父亲的梦想，钻研哲学学术研究是来访者的梦想。来访者的父亲在他选择大学时就给了他很大的压力，他也顺从了，在学业上也表现得很优秀，专业知识基础扎实，因此在后来的工作中也得心应手。但耐不住哲学对他的吸引，他想转行的心情越来越迫切，可惜没有专业基础，父亲也不同意他继续读书，这个念头一直搁浅，来访者感到十分痛苦。

通过建立亲和，营造安全的环境，来访者可以自由地分享自己内心的想法。心理教练通过引导来访者展望未来、寻找达成目标的途径，认识到来访者确实对研究哲学有比较浓厚的兴趣。用专业测量问卷对来访者的职业兴趣进行测量评估，为来访者提供自我审查的机会，增强员工探究自身情况的动机。

32. 我想要证明自己是有价值的

案例背景

方圆快30岁了，现在是某供电局的一名专职人员。工作将近六年，方圆仍然对自己未来的发展方向感到有些迷茫，尽管在工作上表现良好，但她缺乏自信心，总觉得别人并不是很认可自己的工作。她评价自己现在的工作状态就像是"温水煮青蛙"，在一个很舒适的工作环境中，太舒服以至于容易精神懈怠，迷失自己。因此她希望通过心理教练，重新找回刚入职时想干出点事业的自己，实现自我价值。

教练过程

张主任：现在我们开始吧，你坐得舒服吗？

方圆：舒服，只是肚腩有点紧。

张主任：最近是不是胖了点？

方圆：是的，最近工作太忙了，下班之后也就没有什么动力去运动什么的。近期可能需要调整一下吧，每个星期都运动一下，锻炼好身体。

张主任：你去年确实比较忙，我觉得你也不容易，这么有责任心，每一次现场有需要的时候你都会第一时间到位。（建立亲和。）

方圆：我倒是比较享受去年的这种工作过程，整个人觉得很充实。

张主任：但你个人的时间分配上要注意保重一下自己。

方圆：主要是今年要装修新房子，所以时间确实有点不够用。

张主任：那房子的问题解决后就可以着手解决人生大事咯。

方圆：主要是工作上觉得自己还没做得很好，所以人生大事倒不是十分着急，之前家里人给我算过，说最好要到三十几岁的时候再结婚会比较好，也希望我工作有一些成绩再结婚比较好，虽然没有强求这样，但自己也觉得还是要做出一些成果才会考虑。

张主任：看来你已经有计划了，这是好事。刚刚你已经对自己的情况作了一个概括性的介绍，那么你期待今天我们的谈话能达到什么样的效果？（达成共识。）

方圆：我期待能够在工作中找到自己。经过了这几年的工作，尤其是在2017年，我一直是处于被别人怀疑的状态，虽然2018年有些改善，但还是觉得有点小迷惘。而我的性格是比较追求自我价值的。

张主任：追求自我价值是年轻人上进的表现。我觉得大多数人会有这样的要求。

方圆：我想证明自己。我的学习不是特别好，所以家里人对我的评价也不是很好，觉得我也干不成什么事，以致我个人也没什么自信。工作以后看到一些前辈和同事，自己也在思考，希望可以跟他们一样有朝一日能够证明自己是有价值的。

张主任：你也读到了本科学历，而且已经在读研了，应该肯定自己在学习方面做出的努力。你刚才的谈话里很多次提到自我定位和自我价值，都是比较抽象的东西，能否更加具体地描述一下？（使用具体化技术。）

方圆：希望我能够被别人所需要与信任。

张主任：你现在已经做得很好了，我们部门很需要你。

方圆：很感谢你的认可。其实这跟我家里人有关，因为我的家里人很少会这样表达出对我的认可，所以我经常会下意识地很希望达成别人对我的期望。自从来到现在的部门，尤其是2018年以来，我已经慢慢地找到自己的价值，尤其是当看到自己能够创造出一些有价值的东西之后，再回顾我所整理出来的一些成果，整个过程虽然累，但我真的觉得很开心。

张主任：对传统家庭而言，可能比较少当面表扬自己的孩子。不过，看到你能够在工作上获得快乐，我也很开心。那给你目前的现状打个分，10分为满分，1分反之，你会给自己打多少分？（评量问句。）

方圆：6分左右。因为我觉得我还有很多东西没有做好，比如有些工作还不能从大局上把握，在方式方法上还需要改进，此外，在职称的考评上还没能实现自己的目标。

张主任：那你期待到今年达到几分？

方圆：8分比较OK。

张主任：那你觉得这8分对比起现状，主要的改变有哪几个方面？

方圆：一是工作的方式方法有一定的提升，比如在工作过程中，我以前是干完了才回头想干得对不对，现在是希望在过程中就加以控制；二是对现场团队的沟通更加紧密，希望自己能够坚持下去做好这一点。

张主任：这是对的，闭门造车是没有办法把事情做好的，只有通过不断地跟身边的人学习，每个人发挥自己的所长才能更好地把工作任务完成好。

方圆：是的，虽然有时候不一定完全认同对方的观点，但可以求同存异一起把事情做好。还有，我其实也在他们的身上学到了东西吧，比如说我之前其实是很护短的，也觉得团队管理人员对班组太过于严厉，后来经过慢慢地跟他们相处之后发现我以前这种做法不单会导致自己无法完成任务，还会导致班组人员无法很快地成长。

张主任：你刚刚提到了两个改进措施，一是工作的方式方法上注重过程控制，二是注重与团队的沟通，求同存异。那么在你的个人的成长，主要是职称的晋升上你希望如何实现呢？（询问问题解决的方案。）

方圆：其实我已经在"双12"的时候订了一套职称备考的课程，接下来会制订一个学习计划，确定每个月的学习目标，用心备考。此外我还会琢磨一下能否在工程师序列上试一试。同时，我也想找些机会到其他同行业的单位交流学习，看看其他单位在大数据和人工智能方面的应用，以便我更好地进行现场话务管理的信息化需求的策划。

张主任：好的，我会尽量帮你考虑这一方面的需求安排。

方圆：谢谢！其实我们目前在人员的管理和机制的建立上已经日趋完善了，唯独信息化水平还制约着我们向前发展，所以希望能够多点向其他先进单位学习，尽快提升我们现场话务的信息化水平。

张主任：这个我会一并考虑你的需求安排。但是，你刚才说了很多很多的目标与改善措施，会不会担心自己的时间分配？

方圆：对，这也是我的难题，不过现在新房子已经装修好了，所以我会把大部分的时间和精力都放在工作和学习上了。

张主任：在刚才的谈话中，你已经基本形成了自己的目标，而且围绕这个目标你也提出了几个改进的措施。一是在工作的方式方法上注重过程的控制；二是加强与团队的沟通，互相学习；三是购买了备考课程，制订系统的学习计划并付诸行动；四是做好时间分配等。那你觉得在本次的谈话中有什么是让你觉得印象特别深刻的？（交互反馈。）

方圆：通过跟你的谈话，我重新明确了自己想要的是什么。我觉得人是一个欲望的集成体，只有有了欲望才会有动力。现在我的大方向已经有了，今后会加倍努力。

张主任：其实你自己一直都有思考自己的奋斗目标和改善的措施，不错，我相信你一定是可以成功的。

方圆：谢谢！

案例点评

来访者来自一个传统的家庭，父母从不过多甚至是吝啬于夸奖自己的孩子，经常批评她学习成绩不好，什么事都干不好，导致她一直以来都没有什么自信，即便在工作上有所成就，她也会怀疑别人是否对她有不好的评价。因此，心理教练应肯定来访者在工作上对公司做出的贡献，并发掘她的潜能，以提升她的自信心。

在本次教练过程中，心理教练通过建立亲和、达成目标、形成策略和交互反馈四大教练步骤逐步推进与来访者之间的谈话，使谈话内容逐渐深入。心理教练作为来访者的上级，给予她工作上充分的肯定，有助于提升来访者的信心。其中，形成策略部分运用了评量问句，引导来访者发掘解决问题的策略。心理教练也使用了具体化技术，以确保对来访者谈话的理解正确。

33. 压力太大，我并没有自己想象中那么开心

案例背景

李红是一名海归博士，5年前完成学业回国就业，顺利地找到一份体面且福利待遇好的工作。对于这份工作，李红投入了全部的心血，经常加班到深夜，周末也很少休息。李红在工作上的付出得到领导的认可，她也通过自己努力，争取到现在的岗位。男友一直问她何时结婚，但她一直敷衍推脱，认为结婚一定会对

自己的工作造成影响，处于职业上升期的她不愿放弃多年辛勤努力的结果。但她现在也感觉到压力越来越大，很难专心投入工作中，平日专心工作的她也缺乏相交的好友，同事对她也比较冷漠，没有人可以倾听她的烦恼。

教练过程

李红：章大姐，我可以像平日那样这么称呼您吗？

章主管：没问题，我们就像平时那样谈谈话，你是遇到什么事情了吗？可以跟我说说，我会尽力去帮助你，成效如何就要靠我们两个共同努力了。（建立亲和。）

李红：谢谢您。其实从我工作以来，一直都没有和其他同事有什么交情，我也觉得没有什么必要，大家只是在同一个地方办公，私底下也没有什么交集。但是您不一样，您教给我很多东西，也很信任我，鼓励我放手去做，我才能够这么快成长。可现在我坐在这个位置上，我发现我并没有想象中那么开心，我发现我有点喘不过气来了。您明白我说的这种感觉吗？

章主管：师傅领进门，修行在个人。你的努力大家都看在眼里，你也是通过自己的努力才坐到这个位置上。你说你没有想象中那么开心，我可以这样来理解吗？你付出了很多，也达到了自己的一个目标，但是工作上的压力也是很大的，你也很担心自己是否能够适应这份工作，你害怕自己做不好，但又希望自己可以完美地完成任务。我感受到你精神上是很紧绷的。（心理教练分享对来访者谈话的理解。）

李红：可以这样理解，我确实很紧张，职位越高，要求也就越高。我之前都能出色完成任务，甚至给公司提出了很多实质性的建议，提高了大家的工作效益。现在我也应该继续保持这种势头不能落后，但是现在的任务不能跟从前的相比了，越来越难完成，完成基本的工作任务已经要花去很多的时间，其余也只能加班加点做。我发现无论怎样工作都是做不完的。这两天仔细想了想，发现我真的一直在工作、一直在工作，也许当时没有意识到，现在想想还是觉得挺可怕的。

章主管：像我们这一行的工作压力是挺大的。你这么忙碌工作，家人一定给了很多背后的支持吧？

李红：我已经订婚了，父母也不催我结婚生子，我上大学时他们就说女孩子还是要靠自己，不能想着毕业就结婚靠丈夫生活，他们也鼓励我多见见世面，所以我出国读了硕士，再回来就业，回想一下，在外面读书那两年是我最开心的时候了，虽然学业重，但没什么压力。

章主管：那未婚夫呢？

李红：这也是我很头疼的地方，他一直问我什么时候结婚，但是我怕结婚会对我的事业造成一些影响，一直跟他说还没有到合适的时间。

章主管：你说的影响指的是什么？可以说的具体一些吗？（使用具体化技术，引导来访者对自己有更进一步的探索。）

李红：现在不是讲要工作生活平衡吗？我之前一个人的时候，就可以完全投入工作中，但是有了家庭以后，就要把部分时间和精力分配到这上面，那我就不能再这么完美地完成任务了。这是我不敢想象的……

章主管：我很好奇，如果不能像你想象中那么完美地完成任务，对你会有什么影响吗？

李红（稍做思考）：不能很好地完成工作，别人会觉得我没有能力呀，领导也不会肯定我……

章主管：据我了解，你所说的很好地完成任务，是包括本职工作以外的，是吗？

李红：嗯嗯，要让领导看到自己，做好自己的本职工作是远远不够的，基本工作之外还有很多工作要去做。

章主管：这些占用了正常上班以外的时间，对你有什么影响吗？

李红：就……牺牲了自己很多休息的时间吧，没有时间去交际、没有时间陪未婚夫。

章主管：我注意到你的位置上还有一些保健品。

李红：嗯嗯，最近身体很差，想着吃些保健品，增强体质。

章主管：身体还是很重要的，要照顾好自己。

李红（陷入沉默）：确实身体也还是很重要的。

章主管：我想今天先给你布置一个作业，你回去思考一下，你过往是如何应对工作压力的，你有哪些应对资源？又有什么东西阻碍了你？然后我们下个星期再探讨一下，好吗？

李红：好的。

案例点评

来访者从小就是一个对自己要求很高的女生，无论做什么事都要尽善尽美，包括学习和工作。进入职场，她把全部的心力都投入在工作中，不去社交，拖延婚期，过度消耗自己的内心资源，以致压力产生时无法应对。来访者同时也是一个要强的人，无论遇到多大的难题，她都会一个人默默扛过去，从不向他人求助，她不愿意被认为是一个能力不足的人。她的情况属于典型的职业压力症，其影响因素是多方面的，需要通过多次教练帮助她走出困境。

在本案例中，心理教练作为来访者的上级领导，对来访者的情况有一个基本的了解，这给教练过程带来了很大的帮助。在第一次教练中，心理教练通过建立亲和，为来访者营造了一个可以信任的教练环境，使其自由地表达内心的困扰。随后，心理教练分享自己在认真倾听后的理解与感受，并在教练中运用了具体化技术，促进来访者的进一步探讨。在本次教练结束之前，心理教练给来访者布置了家庭作业，目的在于促进她在教练之余独自地认真地对自己处理工作的方式进行思考。

34. 我想改变工作现状

案例背景

肖文今年32岁了，在一家国企上班。工作虽然稳定，但是可以发展的空间却很小。最近，公司招聘，越来越多年轻有才华的人才进来了，看着这群充满活力和朝气的年轻人，肖文突然产生了危机感，虽然公司的晋升是采用竞聘上岗的方法，但他依然感到不安。最近的工作状态也很糟糕，他一直在思考如何摆正自己的心态和定位。

教练过程

肖文：我有一个不开心但是又很向往生活的话题。可能您会觉得很奇怪，这明明是两个矛盾的东西，但是在我目前的状态下，它就是这么存在的。

杨书记：嗯，好的。这个话题听起来也是很有价值的。那么聊完之后，你想达到一个怎么样的效果？（达成共识。）

肖文：怎样的效果？就是觉得自己可以有个人能倾听，让我感觉到好像放松一点，就是不要把一些东西整天压着自己。起码有时候能给你一点意见，或者说就算不是有很大的启发，但起码能够倾诉一下吧。

杨书记：嗯，我明白了。就是说一方面你希望聊到让自己减压，另一方面，还想收获一些建议？

肖文：嗯嗯，是的。

杨书记：我尝试着理解一下，刚才也听你这样描述了，说目前可能有一点不开心，然后想要达到一个开心的结果。如果你认为最满意的结果满分是10分的话，目前你的状态是处在多少分？（使用评量问句。）

肖文：6分吧，勉强及格。如果我到了35岁还改变不了现状，但我想要达到8分的话，这两年时间里，我想要找一个定位，嗯，就是说我定了走哪条路，我就坚定走下去了。时间过了之后，就算我没选的那条路，我也就不要再想起它了。

杨书记：我尝试理解一下你的意思哈，就是你现在可以给自己打的是6分……（被打断）

肖文：我自己更想达到9分、10分，但是在我这个年龄，现在32岁了，求稳的心态，我也不想到了这个年龄搞那么多乱七八糟的事情，就求这份工作不要出差错。找到这份工作以外的一些增长，我就会有幸福感，那我的心态就会不同。

杨书记：刚才我听到了一个关键词是幸福感，我可以这样理解吗？如果没有外界的什么改变，而是来自于心态的改变，对于幸福感，你能多说一点吗？到有幸福感的那个时候，你会有什么不一样？（具体化技术，期待未来，凝聚正性力量。）

肖文：那个时候的我，最起码可能会和家人多到外面走走，出去旅游之类的。时间允许的话，还是想多跟家人多出去走一走。我现在更加多了一些对家庭的顾及。有得有失吧，然后比如辅导一下小孩，关心一下父母。假如我这两年工作发生了一些大的变化，对事业有一个强烈的追求，快速奔跑的路上，可能就会让家庭作出一些牺牲。现在说的顾及家庭，是一个相反的状况。两个相反点吧，但那个时候可能我也能接受吧。因为人生都在不断的变化。

杨书记：我大概是听明白了，就是说对于你目前工作上的思考，其实你还是做过一番衡量的，对吧？对于自己目前的这个状况和将要达到的状态，你还是做了比较冷静和客观的衡量。

肖文：是的，我也在衡量风险和机遇。嗯，然后基于风险的话，就是现在这个社会大环境，你看我也没有很强的专业素质，没有核心竞争能力，像那些计算机呀、专业技术什么的，我是没有的。将来如果离开这里，去一些咨询公司，我能学到什么呢？但将来的话，还是说不准，到37、38岁的时候，那个时候还不专的话，可能你真的就失业了。失业的话？因为毕竟你是一家之主嘛……所以刚才我说的风险呀，也是从这方面考虑。当然个人发展的话，我还是能做一些高端的，比如像全球的咨询公司呀，人力资源公司呀，做一些测评。那天我稍微去了解了一下，我们党校的评价处，相对于他们那些公司来说，就是幼儿园。回到刚才我们的话题，我到底有没有能力适应这个工作呢？

杨书记： 好，那回归到刚才我们的出发点，你想在这个现状下变得开心一点，甚至是幸福一点的，假设你已经到达了那个点？你身边的人会感觉到你有些不一样？（回到开头，聚焦来访者自己做出改变。）

肖文： 如果我的状态能调整得很好的话，我老婆会是最开心的。前段时间，因为思考这样的问题，感觉回到家的状态不好。再以前刚开始的时候，刚来党校一段时间，对生活还是比较有盼头的，工作之余会和老婆出去玩玩。感觉那时候的自己活得更开放更有活力一些，而现在就是很疲惫。所以我在想，如果我放下了，不想这个事情了，我安于现状，我也很享受这种状态，我就已经是幸福了。所以我也意识到我要改变了，不改变的话感情肯定会有问题。所以如果我做到了，我老婆一定会非常非常地开心！

杨书记： 嗯，我明白了。

肖文： 如果我能做到，我老婆会非常开心的，她呢，也看得出我近期的烦恼，中年危机嘛，大家都会有的……

杨书记： 嗯，是的。此刻，如果你想象中的模式，也朝着你希望的方面去努力了，你把自己打开了，假设现在就是两年后，这一切都已经实现了，你会对自己说些什么？（展望未来，凝聚正性力量。）

肖文： 哦，就是想象未来的那种，反正工作也是很稳定，很开心，家庭生活也是很融洽，生活质量不断在提高，我是通过自己努力能够达到的！嗯，我会说这条路真有意思啊！

杨书记： 嗯，这就是你自己非常宝贵的一点。靠自己的努力去达到了理想的状态，既然不如别人有资源，但是过得有意义。好，那如果对我们今天的谈话可以做一个总结的话，你回顾一下对你有价值的部分是什么？（交互反馈。）

肖文： 就是对自己的心态有一个新的调整吧。其实我也一直在想这个问题，只是还没有找到人可以跟我进一步地聊一聊。

杨书记： 嗯嗯，我明白了，希望无论是在心态还是工作上，你都有一个新的突破吧。

肖文： 谢谢书记！

案例点评

经分析，来访者面临的问题是中年员工普遍会遇到的，即工作转型问题。据他所说，如果在35岁之前还不能转型成功的话，可能就退休之前都要一直保持这个现状了，他是不甘心的。然而现实又逼迫他必须做出一些选择。在本次教练过程中，来访者的一个主要目的是找到情感和思绪的宣泄口，就这一目标，心理教练与其建立了共识。使用评量问句，心理教练了解到来访者目前的、期待的、未来的状态。具体化技术的使用也有助于来访者展望未来，凝聚正性力量。最后双方通过交互反馈，了解了来访者在本次访谈中的收获。

35. 作为后勤人员，我似乎总在做打杂的工作

案例背景

晓军是后勤科的一名员工，日常的工作是负责为公司员工提供后勤服务，保障他们日常工作不受影响。晓军总觉得自己不受重视，整天为各个部门奔波，为员工谋福利，但他们就不重视自己的劳动成果，这让晓军很受挫。

教练过程

晓军：其实我觉得我在公司里就像一个打杂的，好像后勤就是一个打杂的部门吧。为公司的同事提供类似食堂、节假日福利等服务。有时候往往付出了很多，但是他们都看不到呀，他们就觉得你什么都没干，什么都没有做。

卢书记：我现在听到的是，你已经到了忍耐的极限。你迫切地想要扭转这种局面。（心理教练分享对来访者谈话的理解。）

晓军：我只能说，我们能做的很多都做了。公司给的资源也就这么多，还有很多条条框框的限制，实在是没有办法满足所有人的需求。

卢书记：我理解你的难处。我们是国有企业，很多工作的开展都会受到政策的一些限制。有时候开会看到你们提的一些建议、点子，其实我觉得都挺好的，有创新，一看就知道是花了功夫的。你说后勤没办法满足所有人的需求，但是我觉得我们的食堂就做得很好啊，没有不在夸的。（对来访者表示赞美。）

晓军：确实，食堂方面是大家最满意的吧，呵呵。考虑到现在很多人追求健康饮食啊，要保持身材呀，食堂这边不仅提供了素菜，还有各种沙拉，有减脂的、有增肌的，大家可以根据需要自由搭配。另外也提供了晚间的打包服务，这是考虑到很多为人父母的或者独居的员工辛苦上班一天后回家不想开火，就可以在我们食堂打包，直接带回家去，加热一下就是一桌健康美味的晚餐，很多有孩子的员工基本上每天下班后都会去食堂打包，据我的观察。吃饭问题是一个普遍的问题嘛，只要控制在经费以内，员工提出的需求我们基本都会满足，这方面比较好解决。

卢书记：其实每次其他分部的人来我们这边巡视参观时，都会对我们的食堂赞不绝口，这已经成为我们分局的一大特色。这是衣食住行的基本问题。你觉得后勤部门在改善员工工作和生活品质上还做了什么吗？（进一步分析现状，获得工作价值感。）

晓军：我们近期还搞了员工理发店和洗车服务，也是考虑到我们公司这边位置比较偏僻，周围也没有很健全的设备设施，就找了间空屋子、一个空地，给大家提供一些生活上的便利，这也是我们能做到的极致吧，目前想不到更好的，有同事也有跟我说过，说这个理发店搞得挺好的。

卢书记：我也有幸体验过一次洗车服务，一点都不输外面的。不知你有没有听说过"保健因素"和"激励因素"？

晓军：没有，这是什么东西？

卢书记：保健因素指的就是与员工不满情绪有关的因素，在企业里就包括薪酬水平、工作环境、工作稳定性等，这些因素能够防止员工产生不满。如果缺乏这些因素，员工会产生不满，但即便满足了这些因素，员工也不会产生太多的满意情绪。相反，激励因素就可以促使员工产生工作满意度，调动员工的工作积极性。

晓军：也就是说平时我们做的大部分事情，目的在于保障员工的基本需求，是为了避免员工产生不满的情绪，不对他们的工作造成影响。而像理发店、洗车服务这些，就是激励因素？有这些服务，员工会对公司更加满意，更有归属感。

卢书记：是的。我们总说，要给员工谋福利，但是员工需要的是什么呢？我想每个人都不一样，我们能做到的，就是保障大部分人的需求，在衣食住行上，解决他们的基本烦恼，我想后勤的主要工作职责也是在这。你们在其中扮演的角色更多是支持性的工作，就是像给发动机提供能源，只有当提供的能源品质好，发动机才能高效工作。

晓军：按这样子讲，确实，我们部门很少接到什么相关的投诉。只是员工有时会提更多的要求，各种各样的，有时压力真的很大，他们不是很理解我们的工作。其实我觉得我们做得够好了，跟其他的一些公司相比，我们的服务还是很齐全的，而且优质。

卢书记：人都是会一直追求更好的，有了这个，就会想提更高的要求，这都是很正常的。

晓军：我觉得我们之后工作的开展，也要按照这样两种类型的因素去划分，基本的需要满足的条件下，去思考给员工提供更高层次的服务。还是要更多考虑"人"的因素。这让我想起我曾经为员工们做的一件事情。我试过一个人将所有员工的慰问品分袋装好，摆满了一个大会议室。这样他们来了就可以直接提走，给他们提供了方便，他们就很满意。

卢书记：你总结得很好。人是一种复杂的动物，但是你用心了，大家都会感受到，感受到自己被尊重。（交互反馈。）

晓军：嗯嗯，跟书记您聊了一下，我觉得思路更加开阔了，感觉思想都拔高了一层。我之前都是站在自己的角度出发去思考，现在觉得更应该从公司管理的角度出发去思考我的工作。

案例点评

由于部门性质的因素，来访者觉得自己所在的部门在公司里没有什么话语权，公司更倾向于照顾技术岗员工的感受。也碍于国家的相关政策，部门想开展的很多工作会受到限制，加上其他部门同事经常对后勤部门的工作有所抱怨，来访者觉得自己付出和回报不对等，找不到工作的价值感。

通过来访者的抱怨，心理教练与他分享自己倾听后的感受，以推动来访者进一步深入探索自己的想法。为提升来访者的价值感，心理教练赞美并肯定了后勤部门的工作，并引导其分析现状，说出更多有成效的工作，扩大工作的积极面。为了促进来访者进一步思考，在本次教练中，心理教练为来访者介绍管理心理学相关的专业知识，使他明白人的需求的复杂性，突破现有的工作思维，有助于他开展未来的工作。通过交互反馈，可了解本次教练的成效。

36. 我觉得自己的工作和同学的相比缺乏优势

案例背景

王刚是一名刚毕业的研究生，目前在某供电局上班，大家纷纷表示很羡慕他目前稳定的工作。但是，工作其中的苦闷，只有王刚一个人知道，虽然是在国企上班，但是王刚现在仍是一名基层的员工，工作枯燥乏味，工作环境也比较恶劣，经常要在荒郊野外工作。最无奈的是，薪酬水平也不高。跟其他在外企和互联网企业工作的同学相比，自己觉得很心寒。

教练过程

王刚： 他们都说国企很稳定，福利待遇好。我当初进来也是想着说这里的工作稳定，待遇又好，没有想到自己领到的薪水会是这么低……

席科长： 也就是说，你目前情绪不佳的原因，是现实和你的期望形成了一个比较大的落差。这样理解对吗？（心理教练分享对来访者谈话的理解。）

王刚： 嗯嗯，虽然我有一定的心理预期了，但没有想到真的会这么少。我现在在外面租房子住，这边物价水平又很高，每个月交完水电费、房租，剩下的也仅仅够每个月的饭钱。我父母都问我需不需要给我一点钱。我觉得好没有面子，都是研究生，以为可以找到一份体面的工作，拿着体面的薪水，过着体面的生活，结果呢……混得还不如本科毕业的同学好。

席科长： 感受到了你心里是有很多的埋怨的。（与来访者进行共情。）

王刚： 其实我们的工作除了稳定，还有什么呢？我跟我的同学比较，真的完全没有竞争力。我完全不知道，如果有一天我从这里离开，我有什么优势去竞争其他的岗位。

席科长： 你通过与其他不同行业的同学进行比较，发现自己是处于一个劣势地位的，因此也给自己造成了无形的压力，是这样子吗？

王刚： 是啊，现在市场真的很不景气，每个人都活得很辛苦。像我刚刚说的，我互联网工作的同学工资什么的都很高啊，但是他们经常要加班到半夜，996已经都是常态了，所以说他们也有他们的不容易。只能说大家都很难吧。

席科长： 嗯，大家都承受着比较大的压力，那要怎么做才会对现在这个状况有帮助呢？（达成共识。）

王刚（思考）：我觉得您也没有办法给我涨工资什么，开个玩笑，就是，我想调节一下现在的状态，您不是在搞心理嘛，我希望您可以给我做点心理辅导之类的。

席科长：那你觉得达到一个怎样的效果才是对你有帮助的呢？

王刚：就是希望压力不要这么大吧，我可以想开一些。我现在，也不会离职去找其他工作，毕竟现在工作也不好找，也不能保证下一份工作的待遇会比现在的好。

席科长：小王真是一个现实的人。这样也很好，可以把话摊开说得明明白白，有利于增进我们之间的沟通。

王刚：嗯嗯。

席科长：其实你现在这个状态是很正常的，刚毕业进入社会，在很多方面确实都还不适应，读书时有父母为你准备好一切，现在工作了，突然之间所有事情都要自己来负责，自己来做，确实是突然有比较大的一个压力的产生，所以你不必这么紧张。我们有压力也并不都是坏事，重要的是我们如何去控制压力给我们带来的积极影响和消极影响。用积极的眼光看待，压力其实也会给我们带来一些好处的。

王刚（若有所思地点点头）：我现在就是压力大到不想上班……

席主管：嗯嗯，这个我了解到了。在你前面的叙述中，我听到的都是消极的东西，关于工作的，关于生活的。有没有一些事情是让你有积极的体验的呢？在你进入社会工作后。（询问例外的情况。）

王刚：就是自己能够独立了吧，虽然工资不高，但能够靠自己的努力在这个城市立足。我挺喜欢这个城市的，能在这里工作也算是实现了自己的一个梦想。还有就是比较虚荣的一点，就是亲戚朋友会羡慕我的工作，他们都很羡慕我找了一个"铁饭碗"，忽然之间我就成为了"别人家的孩子"，有时候听到他们夸我会有一点点开心和自豪。

席科长：确实，我们是大企业，又是国企，很多毕业生挤破了头都挤不进来，你能够拿下这份工作，必定是有自己过人的地方，要有点自信。

王刚：是啊，当初报名也是有很多人，我记得我这个岗位是有300多人面试吧，但是最后只招了两个，竞争真的非常激烈。

席科长：你们都是百里挑一的人才，所以记得要相信自己的实力。

王刚：确实是，我看得没有那么远，也是只关注于当下的情况，看来还是要调整自己的心态，然后看得远一些。

案例点评

在本案例中，来访者压力产生的原因是多层次的，表面上看，来访者的压力是薪资待遇微薄，以及与同事比较形成巨大心理落差导致的，但究其深层次的原因是其心理在面对外界压力时的能力不足，面对生存压力考验时心理弹性不足。心理弹性通过保护性因素，使有弹性的个体在面对逆境时积极应对。来访者告别校园生活，进入社会后，要根据实际环境的变化学会及时主动地调整自己的目标和期望值，对压力保持一个积极的态度。

面对来访者表达出的对工作待遇的不满意，心理教练与他分享自己倾听后的感受，以推动来访者进一步深入探索自己的想法。利用共情，心理教练引导来访者进一步发掘内心想法。对教练目标达成共识的作用在于确定教练谈话的方向。例外问句的使用，有助于来访者发掘工作中的积极面，获得正性力量，提高对工作以及对自我的一个认同感。

四
家庭协调篇

1. 奶奶离世，同时我也失去了人生的意义

案例背景

小黄认为人生就应当及时行乐，工作上的成就远远不如及时享受人生来得重要。因此在工作上，小黄总是马虎应付，只要求完成即可，不在乎质量好坏，从未想过提高自己的工作能力。小黄这种不良作风严重影响了部门同事的工作热情，科长决定跟他开展一次教练式的谈话。

教练过程

小黄： 我觉得我并没有什么问题呀，每个人都有每个人自己的追求嘛，有的人追求进取，喜欢上进；有的人就是满足于现状，没有特别想要去取得什么成就，日子过得去就好了，那我就属于这一类人。

林科长： 嗯，这是一种年轻员工可能会有的心理，我们老一辈的人，小时候都吃过一点苦，或者我们的父母吃过一些苦，所以从小就被灌输了比较多的忧患意识，也被教导做人要艰苦奋斗，追求上进。这是我小时候受到的一些教育。你可以跟我分享一下你从你父母、长辈们那里学习到什么吗？

小黄： 没有，我父母在我很小的时候就外出务工，我是一个留守儿童。

林科长： 那都是谁在照顾你呢？

小黄： 我跟我奶奶一起住。

林科长： 那奶奶是不是特别疼爱你呢？还有其他兄弟姐妹吗？

小黄： 我家就我一个，奶奶当然很疼我。

林科长： 听着你的语气，感觉你特别怀念小时候和奶奶在一起住的日子，也感受到你很喜欢奶奶。(与来访者进行共情。)

小黄： 我还记得小的时候，别人家的小孩欺负我，打我，说我没有爸妈，我奶奶拿着一个大扫帚就冲过来，一边打一边骂那些小孩，说再欺负我们家小黄就把他们都吊到树上去。我奶奶在村里是比较严厉的人，所以那些小孩之后都不敢再打我了。

林科长： 奶奶真是一个很棒的人，那她也会严厉地教育你吗？

小黄： 我在村里上小学，有一次考试作弊被老师发现了，奶奶知道后狠狠地

打了我一顿，她教导我做人一定要诚实，笨一点没有关系，但千万不能做小偷小摸的事情，这句话我一直记到现在。

林科长：嗯嗯。

小黄：我那时候还说自己一定会好好读书，长大以后孝敬她……

林科长：然后呢？

小黄（语气低落）：前年快毕业的时候，奶奶生病了，挺严重的，后来就走了。

林科长：奶奶离开了，你的人生失去了一个方向，是吗？

小黄：就是原来自己坚持了很久，努力了很久，想要做到的一件事情，马上就要做到了，它又突然消失了，突然间就不知道自己做的这些事情有什么意义。总有一天它是要消失的，我们又何必这么努力呢？

林科长：能感觉得到，你是一个很孝顺的孩子。你一直以将来工作了可以孝顺奶奶、照顾奶奶为人生的一个目标。然而当你即将实现这个目标时，奶奶却突然离世了，这对你的打击很大，也觉得人生没有什么意义了。

小黄：是的，所以我觉得及时行乐是对的，为什么我们要那么辛苦呢，做得再好又有什么意义？

林科长：假如奶奶看到你这种情况，她会说点什么？（使用关系问句。）

小黄：她肯定要打我一顿，说好好好工作存着钱将来养老婆，但现在每个月都是"月光族"。其实，她老人家走的时候还留了好多东西给我。

林科长：留了什么呢？

小黄：她把她这些年存的钱都给我了，让我将来娶老婆用。真是奇怪，一个老太婆，哪存来的那么多钱。

林科长：那你怎么处理她留给你的这笔存款呢？

小黄：我没动，一直存着。

林科长：其实你内心是有好好经营生活的想法的，不然你不会把这笔存款放在银行里好好保管。奶奶虽然走了，但是她一直在你心里，在你的脑海里……也许你会埋怨她为何走得这么突然，但同时你也一直都很想念她，她交代你的事情，你都一一记得。（心理教练分享对来访者谈话的理解。）

小黄：我现在很矛盾，一方面，因为奶奶的教诲我都还记得，我知道如果她看到我现在的样子一定会很生气，但是另一方面，我确实不知道现在工作、生活的意义是什么？只是为了赚足够的钱、买房买车、娶妻生子吗？我不确定……

林科长：其实我们不用着急在一次的谈话中解决所有的问题。你可以回去认真地花时间思考一下，给自己制订一个方向，这个灯塔错过了，还有下一个，你的人生还有很长的一段路要走，相信你未来一定会找到新的努力方向。如果你有些新的思考，我们可以约下一次的谈话吗？

小黄： 好。我也希望有人给我一些建议。跟您沟通让我蛮有安全感的。

案例点评

重要的人突然离世会对个体心理造成消极后果。来访者小时候是一名留守儿童，自幼与奶奶一起生活，奶奶给予了他很多的爱与教育，将他抚养长大，使他成为一个正直的年轻人。来访者一直希望自己毕业工作后可以孝顺奶奶，让她过上好日子，但奶奶却在他毕业前夕突然离世。这个意外给他带来了很大的打击，从此之后他就像变了一个人一样，失去了努力的方向，并且认为人生苦短，没有必要辛苦工作，从此一蹶不振。

在本次教练中，面对来访者不积极的工作态度，心理教练并没有表现出批判的态度，而使用了较多的无条件积极关注与共情，使来访者感受到心理教练对他的接纳和理解，拉近了双方的距离，有助于引导来访者说出更多心里的话，分享技术的使用目的也是如此。在教练过程中，心理教练使用关系问句询问来访者：假如奶奶看到你这种情况，她会说点什么？激发来访者的现实感，有助于来访者去探索"愿意去做的目标"与"重要他人对他的期待"之间的平衡，促进来访者制订新的目标计划。

2. 我要如何处理工作和家庭的冲突

案例背景

小王由于孩子上幼儿园了，需要每天接送，常常早上9点半才到单位，下午4点半就早早离开单位。她迟到早退的现象引起了部门一些同事和领导的不满，面对领导时不时的批评，小王感到很惭愧，但目前她也不知道要如何解决这个困境，觉得只有等孩子上小学后才有办法按时上下班。

教练过程

何书记：最近你似乎遇到一些麻烦事，方便和我聊聊吗？我们可以共同解决。

小王：确实是有件棘手的事不知道该如何解决。我的女儿上幼儿园了，现在要每天接送她，基本上上班都会迟到早退，领导已经批评我好几次了。

何书记：你说你迟到早退的原因是要接送女儿上下学，那么一周五天你都如此吗？有没有什么例外的情况？（使用例外问句。）

小王：基本上是的，我也没办法。但轮到我值日那天我会保证准时上下班，早上早早来开门、洗茶杯、倒垃圾等，然后晚上也是最后一个走的。

何书记：那这一天孩子的上学问题怎么解决？

小王：就只能麻烦孩子的爷爷接送一下了，一周一次这个样子吧。

何书记：如果没有值日，你一般几点到，几点回去？

小王：九点到，四点半回家。要接送孩子，只能按他们的时间来。

何书记：我们先不说这个情况是否符合公司的规定，我想知道你们部门的其他员工对你有什么看法？

小王：每个人状况不一样吧，有小孩的就能理解，没有小孩的他们也没办法理解。我也没办法。像小周，她的孩子跟我的差不多大，我们俩情况也差不多吧，就能够互相谅解为人父母的一些难处。那像朱大姐，她的小孩就已经上小学了，就不用管那么多了，可以早早来上班，然后晚上又可以晚些回去，因为也不用去接送孩子。这也是大家的一些实际情况。

何书记：那我大致了解了，还有就是我想知道你的想法，关于这件事，你有什么想法？

小王：肯定不是理所当然，我自己有强烈的愧疚感，就觉得自己没办法遵守工作纪律，很愧疚，但是方方面面的原因，无法改变现状。

何书记：我能感受到在这件事情上，你是有想过努力去改变的，起码在态度上，你是端正的。作为两个孩子的妈妈，确实是很不容易，尤其是孩子还小的时候。我家孩子小的时候也是很能闹腾，那时我每天很认真工作呀，希望早点完成手头上的工作，早点下班回家"收拾"他，让我爱人也可以休息一下。

小王：书记您真是一个好父亲。我家那位就没有这么好了，他下班回家就只会跷着脚在沙发上躺着玩手机。给孩子洗澡、辅导功课都是我干的，我真的每天都很累的，每天早上都不想起床面对现实，早点送孩子去学校也不是做不到，只是真的每天都太累了，我只想多睡一会儿……

何书记： 听你这样吐槽，似乎你的丈夫几乎没有在照顾孩子上出过一份力。假设他也参与到孩子的照料中来，会对你改善现状有帮助吗？（使用假如问句。）

小王： 当然会有。我老公如果可以稍微带一下孩子，我会有更多的休息时间。

何书记： 那你来想象一下，有老公帮忙带孩子的一天会是怎样的。

小王（陷入思考）： 如果我老公帮忙一起带孩子，那么我早上会更早起床，7点半就可以一起把孩子们叫醒了。然后平时老大都是自己吃早饭的，考虑到时间，我可以早上喂他吃，这样动作就会更快一些，早点可以出门送他俩去学校，这样我上班也不会迟到了。下午放学让孩子的爷爷奶奶去接。我6点下班后可以回家帮忙一起做晚饭、洗碗，爷爷奶奶也可以少干点活。如果晚上我老公可以辅导孩子做功课、陪他们玩一下，我就能缓一下，大家都可以早点休息。

何书记： 早点休息就可以早点起床，大家合理分工就可以做到。

小王： 这样子想一想似乎对我们调整作息也有帮助，可以过得更健康一些。

何书记： 我想请你给实现这个目标的难易程度打个分，最简单0分，最难10分，你会打多少分？（使用评量问句。）

小王： 大概是4分吧。这些都是我设想的，计划想得很好，但是实际上去做会怎样我也不确定，还是需要毅力和坚持，能不能一直保持下去才是我最在意的。

何书记： 你考虑得很谨慎，不如我们先尝试一下，看看这个方法行不行得通。这样吧，就接下来这两个星期，如果成功了，那天就做个小记录，两周后统计一下，看看我们成功的概率有多大。

小王： 好的，我回去试一试，谢谢书记的帮助。

案例点评

来访者因接送孩子的时间和上下班的时间冲突导致频繁迟到早退，引起领导和部分同事的不满，自己也感到十分羞愧。这是员工的时间管理方面出了问题，没有做好家庭和工作之间的协调。心理教练应从这方面入手，引导来访者充分利用身边的资源，减少家庭和工作之间的冲突。

在教练过程中，心理教练通过使用例外问句和假如问句，引导来访者展望未来，探索可解决问题的策略和资源，看到希望。同时也使用了评量问句，让来访者评估任务实现的难易程度，评估其实现的可能性。

3. 陪孩子做作业使我变得很暴躁

案例背景

小陈是一位职场妈妈，家中孩子已上小学，由于孩子在幼儿园期间没有学习识字，导致孩子升入小学后与同学的差距较大，需要小陈辅导每日的功课。每天上班已经很累了，回家还要辅导功课。孩子不识字、不理解题目以及不认真的态度使小陈经常在辅导功课期间忍不住吼孩子，控制不住地生气，因此也常常吓哭孩子。小陈每次事后都很后悔，她尝试了多种方法都没能很好地控制自己对孩子的情绪。这使得她很懊悔，也担心会对孩子的成长造成不良的影响。

教练过程

李班长：怎么样？最近工作生活还顺利吗？

小陈：还行吧，谢谢班长关心。可能是年纪大了吧，最近老是被孩子气到头疼，所以上班有时会有些没精打采的。

李班长：我记得你的孩子还很小呀，上次你带他来班组他还甜甜地叫了我一声阿姨，乖巧可爱，不像调皮捣蛋的孩子。（赞美、建立亲和。）

小陈：他平时是很乖啦，他平时我极少对他发火，也很粘我。只是一辅导他做功课我就很生气！

李班长：方便详细跟我说说吗？（使用具体化技术，分析现状。）

小陈：他上小学之后好多功课都跟不上，不识字、不会做简单的算术题，导致成绩一直落后，这也怪我没有在他读小学之前给他报点启蒙班之类的。所以我现在每天下午下班之后就赶紧回家给他辅导功课呀。但是他理解能力又差，一道题反反复复讲几遍都听不懂，还在一旁嬉皮笑脸。我一看到就很生气！明明都不会，他还不知道要努力，你看现在学习资源多紧张啊，你一落后就被别人抢先了。

李班长：我想知道这件事对你来说影响有多大呢？你给这件事情的严重性打个分。（使用评量问句。）

小陈：满分10分的话我会打8分吧。我还是很关注孩子的学习的，有时候上班都会在想，我到底应该用什么方式辅导他才好，这也影响了我的工作效率吧。

李班长：那你生气一般会有怎么样的表现？小孩子又有什么反应呢？

小陈（陷入沉思）：我生气时就会大声吼他。事后我也觉得挺后悔的，每次我生气的时候他就会哭，因为我吼完，会不理他直接走开，他就会哭得更厉害，然后跑来拉着我，求我不要生气。

李班长：那你当时的感受是怎么样的呢？

小陈：唉……我知道我这样做很不好，我每次看到他哭得嗓子都快哑了，可怜兮兮的样子，我就很后悔。这样子会让小孩子缺乏安全感，我也有尝试让自己不要在辅导他功课时发火。

李班长：听你说了这些，我觉得你有自我觉察，这一点是很好的，你知道吼孩子这一件事是不好的，会对小孩造成一些不太好的影响。我能感受到你的懊悔。你说做出过一些努力去改善这个状况，我想知道你都用了哪些方式，都有什么效果呢？（对目前所使用的方法进行分析。）

小陈：我有时候会咬手指，就压制住自己的情绪不要让它起来。

李班长：看来你是找了一些能够控制住你情绪的方法，你觉得这种方法好吗？

小陈：没有用。而且小孩子在一旁是看得到的，我发现当我咬手指时他的情绪也出现变化了，应该是觉得害怕吧。

李班长：那还有其他方法吗？

小陈：有时就躲进厕所打一盘斗地主，换个心情。反正无论如何都要走开，因为一生气我说话的情绪就会变，他马上就能感受到我要发脾气了。

李班长：我想知道，如果你可以给自己在这方面打分，你会打几分？在你采用了这些情绪控制方法后又有几分？满分是10分。你对改变之后的结果感到满意吗？

小陈：没有尝试解决方法前应该是2到3分吧，尝试控制后应该有5分吧。其实为人父母，都想要自己孩子学习成绩好，我只希望他能够在三年级之前赶上大家的进度，也不要求他科科考满分之类的，但要有进步。

李班长：听起来你还是一个比较开明的妈妈呀。那孩子现在有进步吗？

小陈：跟刚上学相比还是有比较大的进步的，刚上学时科科不及格，都考个十几分的卷子带回家。现在能保证每科都及格了，有时还能考90多分。

李班长：那孩子的进步还是很快的呀，你的用心都没有白费。

小陈：这也是我觉得比较欣慰的地方，虽然他不是特别聪明的孩子，但还是比较懂事的。也是班主任的功劳，她说孩子一年级时要多花时间陪陪他们。

李班长：毕竟老师是专业人士，能提供一些有价值的意见。那接下来你有什么计划吗？

小陈： 接下来，我觉得还是要跟老师多沟通、请老师指教吧，像你说的，老师比较专业，我也想向她请教一下怎么教孩子做功课。

案例点评

在本案例中，来访者遇到了新手妈妈普遍会遇到的孩子教育问题，加之平日工作负荷较大，导致来访者小陈很难耐心辅导孩子的功课，她感到懊恼又不知所措。通过来访者的陈述，发现她是一个有责任心、开明的母亲，虽然工作忙碌，但并没有忽视对孩子的教育，学校老师的叮嘱和建议也——放在心上，孩子平日里也与她非常亲近。可每当辅导孩子功课时，她就会忍不住发火。因此第一次教练过程，心理教练的主要任务是了解来访者的主要情况，并引导她调整心态。

心理教练一开始通过关心来访者的近况与夸奖她的孩子来建立亲和，引导来访者说出她内心的苦闷，推动谈话的进行。评量问句的使用和现状分析，有助于引导来访者看到这一事件对自己的影响，并对之前方法的有效性进行分析，觉察到情况是有所改善的，孩子的成绩也有一定的提高，自己的努力并没有白费，从中看到希望，凝聚正性的力量。

4. 我觉得我一直都在做错误的决定

案例背景

小周，48岁，是某国企后勤办公室的负责人，与丈夫育有一子，今年正上小学三年级。近两个月，小周面临工作和生活上的双重危机。她所在的部门调来一位分公司的员工，这位女性不仅比她年轻漂亮，而且工作上更加有想法，上级名曰给她减轻工作负担，但小周总觉得她的这位下属很快就要顶替她这个位置。家庭生活也不顺心，婆婆前两个月生病住院了，无法再帮助她照顾孩子，小周每天都要奔波于家、公司、学校、医院之间。陷入工作和家庭的双重压力之下，小周感到自己的体力和精神越来越差，她试着不去加班、不去熬夜、不去出差，但是却依然没有好转。

教练过程

张书记：小周你好，今天我想和你进行一次教练式的谈话，希望可以帮助到你。

小周：张书记您好，感谢您的帮助，我最近确实遇上了烦心的事情。

张书记：但说无妨。我这几天也在了解我们公司员工的一些情况，你原来是在办公室的吧？

小周：是啊，我是通过自己的努力，一点一点地学习进步，好不容易才通过竞聘上岗的。虽然说申请调岗是我自愿的，但其实我也是不愿意的。

张书记：我对你申请调岗的原因感到好奇。（保持好奇的态度。）

小周：那家庭总要顾吧，我的小孩还很小，正是需要我照顾的时候，虽然婆婆会帮忙带小孩，但她也是老人家了，总不能什么都给她做，自己撒手不管对吧？之前和先生打算30岁要小孩，但我害怕那时生孩子会影响职业的发展，就推迟了生孩子的时间，但现在我发现了，无论什么时候生小孩都会影响工作，还是越早生越好。我一直都在做错误的决定。

张书记：明白你的难处，我的小孩也还很小，只靠爷爷奶奶带根本管不住，做父母的还是需要多点亲力亲为呀，我下班后她老缠着我陪她玩。你下班回家后要照顾老人孩子，也是挺辛苦的。

小周：对呀，尤其是原来的岗位还要经常加班，天天这样折腾真的吃不消，压力好大。

张书记：那现在的岗位呢？你感觉如何？

小周：现在的工作压力相对来说没那么大吧，也不追求什么指标。但好像始终在做一些比较琐碎的事情，现在的工作和我的专长其实也不对口，总的来说感觉还是很累吧，没有工作成就感。

张书记：我认为你们部门是保障整个公司正常运作的关键部门，你们工作做不好，整个公司员工的工作积极性都会受到影响。工作的这段时间里，有没有什么事情是让你觉得有成就感的呢？（引入正向描述。）

小周：还是有的吧。我们会不断收集员工提出的一些意见建议，就拿员工食堂来说吧，现在年轻人重视身材管理，按他们的话来说，要"吃草"，所以我们在食堂就设置了沙拉专区，满足这类年轻员工的要求。还有就是提供打包服务，那些爸爸妈妈下班后直接来食堂打包，回家后都不需要做饭做菜，就可以吃到这个营养健康的晚餐。员工普遍反映这个设置蛮好的，下班后省了很大的功夫。

张书记：我也觉得我们的食堂做得非常好，你对现在的工作还是很用心呀，做得都蛮好的。（对来访者表示赞美。）

小周：也是后来想着不能一直抱怨生活，我也在努力调整自己的心态，努力做好自己的工作是最重要的。但是前两个月的岗位竞聘中，我们部门来了一个更年轻的小姑娘，更有活力，这让我很有危机感，感觉领导会更器重她一些。

张书记：你为何会这样想呢？

小周：原来在办公室就是这样啊，来了一个年轻小伙，领导觉得他更有能力，感觉就更器重他……

张书记：不如你谈谈调岗之后你的工作生活发生了什么变化吧。

小周：工作上轻松了一些，压力变小了，也多了更多时间和精力照顾家庭，不像原来那样手忙脚乱了。自己在情绪上也平和很多，原来很紧绷，很容易动怒，感觉失去了控制感。现在重新掌握了家庭工作平衡吧，这是我想到的最好的一个变化了。

张书记：通过这两天和其他员工的一些谈话，他们很多也是追求家庭工作平衡这样一个状态，我觉得你在这么忙碌的工作下能做到这样真的很了不起。

小周：谢谢书记的肯定。这样一想我还是不错的。

案例点评

在这个案例中，来访者遭遇工作家庭冲突、新工作适应不良等问题，导致她产生了一些不合理想法，认为自己能力不足，随时都可能被年轻员工顶替，自我价值感降低。在来访者的认知中，放弃原先岗位选择照顾家庭是一次失败的决策，它导致了自己失去原有的工作岗位和更好的发展平台。因此，当家庭再次需要她时，她的压力迅速上升，也感到焦虑，担心自己的工作又出现变故。心理教练需要改变她的不良认知，重新认识了解自己的工作能力，提升自我价值感。

在教练过程中，心理教练一开始给予了来访者一些时间去宣泄自己的情绪和压力，将心中的不满吐出来，给予充分的倾听和赞美、理解和鼓励。引导正向描述，使来访者看到目前的工作中的价值，以及她身心及生活方面发生的变化，改变其消极的认知，意识到这样的决定不一定是错误的。

5. 缺乏自信的职场妈妈

案例背景

自二孩政策放开后，许多家庭纷纷计划要生第二个宝宝，小朱家也不例外，去年她刚生下自己的第二个宝宝。虽然宝宝给家里带来了更多的欢乐，但压力也随之而来。小朱几乎把所有的心思都放在家庭上了，每天下班后就立即到幼儿园接小孩，然后又匆匆回家照顾小宝宝、做家务，每天都忙得不可开交，越来越没有时间打理自己。她现在也挺在意别人对自己的评价，觉得自己做什么都不好，感到非常烦躁。又想起老公之前经常说自己"心很大"之类的话，觉得老公是不是开始嫌弃自己了，自己是不是配不上老公了？陷入这种思维的小朱产生了自我怀疑，她前来寻求教练的帮助。

教练过程

刘经理： 你好，在这个地方怎么称呼你合适呢？

小朱： 就像平时叫我小朱就好了。

刘经理： 好的，小朱，在将近一个小时的时间里咱们一起分享，我特别珍惜跟你在一起的时光，咱们聊的话题是什么？想达成一个什么结果呢？（建立目标）

小朱： 我想跟你聊聊家庭的一些问题，我最近很烦躁，觉得自己什么都做不好，干什么都不行。我老公经常会说我，"心太大了"之类的话，以前我也没怎么放在心上，后来说了几次，我就开始反思，觉得自己好像真的做事挺不靠谱，也不怎么会说话，不够细心体贴，而我老公挺优秀的，身边的朋友也都觉得他优秀，当然他身边也少不了女性朋友；相比之下，自己既不是最好看的那个，不是最聪明的那个，又不是最会赚钱那个，好像自己有点配不上他，感觉老公有时会说一些嫌弃自己的话，就老是会想，他是不是不那么爱我了。

刘经理： 我尝试理解一下你说的内容，因为老公之前说过你心大之类的批评的话，你觉得自己不够优秀，觉得自己配不上老公，感觉很苦恼，是这样么？那你希望在咱们聊天的这段时间有什么收获？（达成共识。）

小朱： 大致是这样的，我一是希望让自己更自信一点，二是希望我老公能看到我身上更多的闪光点，这样他可能会更爱我一些。

刘经理：你觉得自己有什么闪光点？有什么优点？你老公跟你结婚一定是你身上有什么地方很优秀他很喜欢，你觉得是什么呢？

小朱：当时谈恋爱的时候，我很年轻，有着一份稳定的工作，当时很爱打扮自己，天天化妆，穿着高跟鞋，喜欢健身跳舞。当时的自己还是很爱美，很受欢迎的。现在的我有了孩子，天天只知道带娃，上班也不化妆了，开始给孩子买点这个买点那个，想给自己报健身班都没有时间去，总想着孩子这么小要多陪伴他们。我总觉得家婆她并不懂得如何去陪伴孩子，以为自己带出来的孩子是最优秀的，其实并不是，有的时候带孩子力不从心，他们太调皮了！我控制不住自己脾气的时候就会冲他们发火……

刘经理：我很理解你现在的感受，如果让你重新来过，通过教练技术，教练的对话，你找到了合适的方法，你的生活发生了改变，你觉得你的生活会变得怎样？你自身会有怎样的不同？（展望未来。）

小朱：我觉得会让自己开心很多吧，也会让自己自信一点，没那么爱生气了，家里的气氛越来越好。

刘经理：你觉得谁能配合你让你达成愿望，或者说你觉得谁和这事有关系？（使用关系问句。）

小朱：最重要的人应该就是我自己了吧。其次还有我老公、我家婆。我老公，其实对我挺好的，尊重我，虽然有的时候他不懂如何表达，最近对我也有点挑剔，但整体是好的，也不是说他不爱我了，相处久了更像是家人吧，细节上就没那么注意了。我家婆对我也不错，也挺尊重我的，最大的问题还是我自己。我觉得自己把精力全身心放在了家庭上，放在了我和老公的情感上，好像生了孩子自己就不是当年的小女孩了，以前我会把60%～70%的时间都留给自己，剩下的留给工作。现在不一样了，我把60%～70%给了家庭，剩下的再留给工作，最后完全没有自己的时间，我似乎找不到自己了。

刘经理：你的觉察能力非常强，你觉察到家庭占用了你太多的精力，因此你没有了自己的时间，找不到自己了，这是苦恼的根源么？

小朱：应该算是吧，还有老公对我的埋怨，有可能是我太过敏感吧？把太多的时间放在家庭婚姻中，导致把过多的注意力放在他身上，一旦在他身上得不到满足，我就会很失望，因为我的重心都在家庭。

刘经理：我觉得你对这件事情的理解很透彻，你意识到自己苦恼的根源是家庭占用了太多的时间，以及没有自己的生活，那你觉得做出怎样的改变会让你觉得幸福呢？（探索达成目标的策略。）

小朱：首先我应该先去买两套衣服，因为很久没有出去逛街了。还有每周抽出一到两天的晚上时间用作自己的"单身时间"，做点自己的事情，平时工作认真点、努力点、投入点，把自己的心情照顾好，才能更好地照顾好身边的人！

刘经理：你说得特别好，把自己照顾好了才能照顾好身边的人。还有什么新想法么？

小朱：让自己高效率带娃，而不是为了带娃而带娃，高质量的陪伴很重要。有时也让老公或家婆陪陪孩子。

刘经理：我觉得你计划得不错，假如说，这件事情，可以完成是10分，相反是1分。如果你想让自己释然、不再烦恼、说做就做，那么你觉得此时此刻，坐着这里，你给自己打分打几分？（使用评量问句。）

小朱：我觉得是八九分吧。

刘经理：那分数很高啊，为什么会打这个分数呢？

小朱：这又不难，而且我早就想这样做了。其实我压抑自己很久了，但总觉得我是孩子的妈妈，我应该怎样怎样，其实并不是这样的。

刘经理：是的，有老公的支持，有婆婆的尊重，给自己打八九分，挺好的，那给自己打八九分，你最看重什么？

小朱：应该是自己的觉醒，我懂了幸福是自己给自己的，把太多的时间放在哪里都是失衡的，只有放在自己身上才能让自己成长，让自己幸福才能带给身边的人幸福，所以要立即行动起来。

刘经理：非常好！八九分其实已经很高的分数了，那你觉得离10分我们还差在哪里呢？或者说，哪里能让我们去补充这剩下的一两分呢？

朱玲：其实我觉得八九分在我心中已经接近10分了，我已经很满意了。

刘经理：好的，还有两分钟的时间，你还有什么新的想法吗？

小朱：谢谢刘经理，我觉得跟你说完心情好了很多，自己也觉醒了很多，找到了一个方向、一个出口，也坚定了我做这件事情的决心。

刘经理：能帮到你就好，谢谢！

案例点评

在本案例中，主人公小朱遇到了许多职业女性可能会遇到的问题——在工作和生活中迷失了自我。她将大部分的精力都用在家庭中，照顾丈夫和孩子，以至于情绪随着家庭而波动，认为自己不再是年轻时美丽的自己，丈夫不再重视自己，因而感到苦恼烦躁。

在教练过程中，心理教练与来访者就教练目标达成共识，面对来访者对生活的抱怨，心理教练引导其展望未来，探索达成目标的策略，凝聚正性的力量。关系问句的使用，也有助于来访者探索解决问题的策略与资源。评量问句的使用，将来访者心态的变化转化为可量化的指标，以协助来访者觉察自身的改变。

6. 孩子和奶奶更亲近，我感到很心酸

案例背景

小春是班组的优秀员工，在工作上态度端正、积极肯干，经常得到班组长的夸奖。小春的孩子今年3岁，出生后就一直由婆婆帮忙带着，减轻了小春很多负担。但是最近小春发现，孩子跟自己不如跟婆婆亲近，她感受到内心出现了不平衡。对婆婆的一些做法产生了不满，最近每天都想着早点下班回去多陪陪孩子，工作上也有所懈怠。

教练过程

周班长：感觉你最近工作状态有些不对，也无精打采的，是有什么烦恼吗？方便的话我们可以聊一聊。

小春：我在想，我的做法是不是错了，是不是应该多花点时间照顾孩子，工作上不要花那么多的时间。

周班长：是发生了什么事吗？

小春：我最近回家，发现孩子都不怎么跟我亲近了，有什么事就只会叫他奶奶，晚上也吵着要跟奶奶一起睡觉，你说，作为妈妈，听到这些话能不心酸吗？辛辛苦苦把他生下来的人可是我，我才是跟他最亲近的人。

周班长：作为母亲，你觉得自己用来陪伴孩子的时间太少了，感到有些懊悔，是吗？（心理教练分享对谈话的理解。）

小春：唉，我也是没有办法。你说现在工作这么忙，有时还要加班加点地处理紧急事件，我真的没有办法很好地照顾他，除非我辞职。但是我们家的情况，光靠我老公一个人真的是太辛苦了，我也希望为家里分担一些，不要让我老公压

力那么大。我婆婆愿意来照顾孩子，我是很感谢她的你知道嘛，但我就看不惯她跟孩子那么亲密，我心里难受。

周班长：我尝试这样来理解一下，不知道对不对。其实你感到很矛盾，也很纠结。一方面你需要你婆婆帮你带孩子，另一方面你又希望孩子是跟你最亲近的，这样理解对吗？

小春：是的是的。

周班长：我们现在聚焦于婆婆照顾孩子这件事上，你来区分一下，这个事情是不是你主动提出的？是否有其他更好的选择？你觉得婆婆照顾孩子在哪方面做得比你好？又哪方面做得不好？我们来一个一个分析一下。（引导来访者对现状进行分析。）

小春：其实这个事情，也不是我主动或婆婆主动，当初是考虑到我们夫妻俩工作上的压力，在家里闲聊时说到的，婆婆听到了，就说她可以帮我们先照顾孩子，她也刚退休，在家里也没有事干，照顾孩子也可以解解乏。这是我们当时觉得最好的选择。唉，没错，这个选择已经很好了，好过请保姆来照顾。不了解为人，也害怕他们虐待孩子，现在不是有很多这样的事情发生吗？什么保姆给孩子喂安眠药之类的，真是太可怕了。

周班长：感觉这是一举两得的事情啊，是你们自愿选择的，而且当时的你们都很满意这个选择吧？

小春：没错。我和老公当时都很感激我婆婆的。她确实也很有带孩子的方法，我是一点经验都没有的。但我很不满意的是，她拒绝我周末带孩子去上早教课程。现在教育竞争这么大，你不早点赶在起跑线前，后面怎么追得上别人呢！这下可好了，我就是逼着小孩去上早教的坏妈妈，她是疼爱孙子的好奶奶，小孩子跟她更亲密了。

周班长：你是用心地在为孩子的未来着想，奶奶也是心疼孙子。你们只是站在了不同的角度关心孩子。

小春：是，大家都是为了孩子好。只是出发点不一样。只是她不知道我心里怎么想，我也不清楚她的想法。

周班长：我们现在来想象一下，假如你是奶奶，你会怎么有什么样的想法，会做些什么呢？如果你的媳妇对你有意见，你又会有什么样的感受呢？（引导来访者换位思考。）

小春：假如我是孩子的奶奶，我的出发点就是想带好我的孙子吧，也没有什么特别的想法，如果我的媳妇对我有偏见，我可能会觉得委屈吧。你看看我都退休了，本来可以什么都不管去享受我自己的生活，但是看到儿子儿媳都这么忙碌还要照顾孩子真的很辛苦，我也希望他们生活能过得好一些吧，下班回来可以不用那么累，可以吃上热乎的饭菜，多好啊。

周班长： 听上去，好像也奶奶付出了很多。

小春： 对啊，虽然我们没有要求，但是自从孩子的奶奶搬过来之后，工作日的晚餐基本上都是她做的，她也没有什么抱怨。她真的为我们做了很多，我不应该那样想她……

周班长： 听上去你有些愧疚，接下来打算怎么去做呢？有想法吗？

小春： 其实从上次有点小争吵之后我都没怎么跟她说过话了……确实我也有不对的地方。所以接下来想先跟她聊一聊吧。孩子跟她亲近也是有原因的，婆婆这么会带小孩，我也想跟她取取经。

周班长： 有信心处理好吗？（交互反馈。）

小春： 有的，大家都是明事理的人。经过刚刚的换位思考，我也更意识到我家婆婆的好，我应该知足的。以后做事情，也会多站在她角度想想。

周班长： 你也是通情达理的人，我相信你也可以处理好的。

案例点评

通过谈话了解，到来访者的烦恼在于发现孩子与她的关系不如与婆婆亲密，这使她心里感到别扭。此外，在教育孩子方面，来访者与婆婆的观点产生了分歧，两人进入冷战状态，这也令她感到十分烦恼。

听完来访者的倾诉，心理教练与其分享自己倾听后的理解，引导来访者说出更具体的内容。通过对现状的分析，来访者觉察到婆婆能来帮忙带小孩是帮助她平衡家庭和工作的良策，并且当下，她也并没有更好的方法。因此，心理教练引入换位思考的环节，让来访者站在婆婆的角度看问题，来访者觉察到婆婆为了他们付出了很多却不要求回报，因此在心态上发生了转变，减少了对婆婆的偏见。最后通过交互反馈，来访者分享在教练过程中的收获，并表达了做出改变的决心。

7. 出差频繁，妻子对我的工作产生了不满

案例背景

　　周工是一名直升机巡视员，一年到头有一半的时间是在外面巡视的。一开始周工觉得很新鲜，可以到各个省份出差，好像旅游一样。但是时间久了，巡视工作成为了日常重复的工作，他感到有些枯燥。最近，妻子也对他越来越不满，经常抱怨他不顾家，周工跟妻子因为这个问题争吵了几次。烦躁的情绪开始影响到了他的工作，他变得很没有耐心，不再像过往那样给年轻员工指点。

教练过程

　　林主任：看上去你的情绪不大好，似乎有难以解决的烦心事。我们可以交流一下，这里欢迎你发泄任何烦恼。（建立亲和。）

　　周工：唉，最近跟老婆吵了几次架，现在一回家她就给我脸色看，这个家快要待不下去了！

　　林主任：是因为什么事争吵呢？

　　周工：说我不关心家庭呗。说我一年到头里有大半年都不在家，整天在外面跑，只要一提这个就说我不要这个家了，我听了就窝火。我这么辛苦是为什么，还不是想干得好一点，给他们娘俩好一点的生活。

　　林主任：按你的话来说，你是因为工作太忙，没有办法兼顾家庭，妻子才产生这么多情绪，我这样理解对吗？（心理教练分享对谈话的理解。）

　　周工：没错。我的工作就是要去各个省份巡视，每次出去都要两三个星期才能回来，中间是不能回家的，需要一直待在外面。

　　林主任：这个出外勤的频率大概是多少呢？大半年都在外面，是连续的还是平均分到每个月？

　　周工：这样说吧，我去年算了一下，我187天都是在外地的。部门里所有的同事参与排班，大家轮流去，你这组去完，下一次就轮到其他的组，就是平均吧，巡视回来就调休几天。

　　林主任：嗯嗯，我了解了，那妻子知道你工作的性质吗？

　　周工：知道啊，我们刚结婚的时候，还是挺好的，我每次出去她都会叮嘱我

注意安全，帮我收拾行李什么的。

林主任：那是怎么发展到现在这个情况的呢？

周工：这个忍耐都是有极限的，而且现在工作多了，出差的时间也变多了。可我也是没有办法的呀，我又不是公司老总，连我们部门主管都要和我们一起外巡的。

林主任：就是一个逐渐的过程对吧？到了一个点，它就爆发了。

周工：没错，是这个样子，女人的脾气，真的很难搞定。

林主任：是不是有个触发点？我是说，你的妻子跟你生气，是不是有某件事让她突然得很生气？

周工：有啊！我们第一次因为这件事吵架，是我儿子生病的时候，小孩子大半夜发烧，哭得厉害，她打电话问我怎么办。我能怎么办，又不能马上赶回去，但我也是很着急的呀，只能让她赶紧带孩子去医院啊。她就说我孩子出生到现在，我有多少时间是陪在他身边的？我听到这句话火气就上来了，然后就吵了一架。

林主任：因此孩子生病你不在身边是个导火索？

周工：是的，照顾孩子这种事情本身就要花费很大的精力，我也知道她很辛苦。

林主任：这些话你跟她说过吗？

周工：没有。

林主任：那你们吵完架之后会有什么样的表现呢？

周工：就都不提起这件事，因为这工作上的事情没办法解决呀，解决不了，还不如不去谈，一提这个就要吵架，这不最近又吵了几回嘛。

林主任：看来你陷入了一个死循环。想要改变这个现状，可能需要付出一些努力，突破一些东西。

周工：您说的没错。我是一直在回避这个问题，因为不知道该如何解决，靠我一个人努力真的不管用。我觉得我需要被理解、被帮助。

林主任：身边有可以帮助你、理解你的人吗？（引导来访者发掘身边可利用的资源。）

周工：拿我们主任举个例子吧，其实他本身不需要像我们这样经常在外面跑，一年走两三次就可以了。但是我们部门人员确实紧张，主任就跟我们排了一样的班，他在自己能力范围内为我们分担工作，大家也都很感谢他。有情况需要调班，同事之间也愿意帮忙，像我老婆生孩子那次，我同事就顶了我一个班，回头也不要我补上，总的来说我们部门都是互帮互助的，我觉得特别的好。

　　林主任：感觉我们这个部门同事之间相处都很好呀，彼此帮助。除了工作上的帮助，生活上的有吗？

　　周工：就家人吧，支持我的工作。我老婆也是付出了很多吧，孩子出生后一直也是她在照顾，她还辞掉了自己的工作，让我放心地去工作。我对她也是蛮愧疚的……

　　林主任：我觉得表达感谢是一种肯定和促进沟通的方式，你认为呢？

　　周工：您这么一说，我确实没有跟我老婆说过感谢的话……看来我需要思考一下，真的要跟她好好沟通一下，告诉她我的想法。

案例点评

　　作为有经验的老员工，周工是巡视组的班长，他工作认真严谨，巡视工作一直做得很好，因此组里排班最多的也是他。周工统计过，去年187天都是在外地巡视的，高频率的出差使他无法兼顾家庭。通过教练过程，心理教练了解到这是周工与妻子吵架的主要原因。

　　在教练过程中，心理教练与来访者建立亲和以营造一个安全的教练环境，让来访者自在地说出内心的情绪。在来访者讲述完自己的困扰后，心理教练也与其分享了自己倾听后的理解，引导来访者做进一步描述。教练过程的其中一部分是协助来访者发掘身边的支持资源，使来访者意识到身边的同事和妻子都有在支持自己的工作，并且妻子为他做了很大的让步，更应该与她好好地沟通交流并且表达出自己的谢意，而不是逃避问题。